口に入れるな、感染する！

危ない微生物による健康リスクを科学が明かす

ポール・ドーソン、ブライアン・シェルドン
久保尚子 訳

インターシフト

目次

＊文中〔 〕は訳者の注記です。
＊長さ・重さ・温度などの単位は日本での単位（メートル、kg、℃など）に換算。
＊参考文献は www.intershift.jp/kuchini.html よりダウンロードいただけます。

驚きの発見

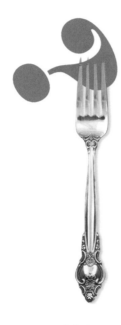

　この本は「5秒ルール」や「ディップソースの二度漬け」など、食べ物にまつわる巷のルールや俗説について検証した本だ。なぜそんな本を書いたのかって？好奇心に駆られたからだ。

　実を言うと、誰かが「5秒ルール」だの「二度漬け」だのと口にするたびに、われわれは疑問に思っていた。と同時に、世間の人々が疑いもせず信じ込んでいるらしいことに驚いていた。食べ物を落としても5秒以内に拾えば大丈夫？　そんなこと誰が言ったの？ディップソースの二度漬けはマナー違反？　全米で人気を博したコメディドラマ『となりのサインフェルド』に登場するジョージ・コスタンザは平気で二度漬けをしていたじゃないか。それとも、二度漬けをするジョージに文句を言っていたティミーのほうが正しいのか？　考えれば考えるほど、巷のルールに対する疑問が湧いてきた。なかには、まだキャッチフレーズのないルールや習慣もある。映画館でポップコーンを分け合って食べるのは問題ないのか？　ポップコーンと一緒に何を口に入れているのかろくに考えもせず、われわれはポップコーンを頬張っている。

キャッチフレーズは便利だ。その場で口をついて出てくる。でも、われわれは本当のことを知りたかった。その時、いったい何が起きているの

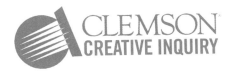

かを詳しく知りたかった。そこで、クレムソン大学の「クリエイティブ・インクエリ（独創的探究）」プログラムに参加していた学部生らと一緒に、教授陣の指導のもとで調査チームを結成し、正真正銘の科学的調査を実施した。この調査を通じて、これまで研究というものにあまり興味のなかった学生たちに科学的手法を紹介し、細菌と食べ物にまつわる日常的な話題や俗説に目を向けさせようという狙いもあった。実際に始めてみると、われわれが掲げた問いかけに学生たちは興味を示し、自分自身やクラスメートの食事中の行動に関心をもって調査にあたってくれた。そして、調査結果は驚くべきものだった。われわれは、この結果を多くの人に広く知ってもらいたいと考えた。この本を手に取ってくれたあなたにも、ぜひ知ってもらいたい。

そこで、一通りの実験を終えたわれわれは、この話を一般読者にも読んでもらえるような本にまとめる計画を立てた。章ごとにテーマを定め、自分たちの論文に掲載した調査結果だけでなく他の研究者による調査結果も添えて、細菌がどのように移動し、食べ物や日用品など私たちが日常的に触れる物の表面でどのように生存しているのかを紹介することにしたのだ。この本が読者にとって新しい発見のある面白い本になればと願っている。

だが、一般読者にも楽しんでもらえるようにするにはどうすればよいだろうか？

考えたすえに、まずは事前準備として「イントロダクション」のところで、細菌などの微生物に関する基礎知識を紹介し、謎に包まれた微生物の世界を垣間見てもらうことにした。そのうえで、それ以降

の章を大きく3つに分けて細菌が、①物の表面から表面へどのように移動するのか、②空気や水を介してどのように移動するのか、③食べ物の受け渡しを通じてどのように広まっていくのかを見ていく。各章の冒頭でその章のテーマにまつわる雑学や背景知識を紹介し、そのうえで、読者が自分でも試せるように実験の手順を説明する。いずれも疑問の答えを求めてわれわれが実際に行った実験だ。各章の後半では、知識を補完し、理解を深められるように、他の研究者の実験結果を紹介している。実験材料や実験方法について詳しく知りたい人や、自分で実験してみたい人は、「実験の詳細」という見出しで始まる

考えてみよう

セクションを読んでみてほしい。結果だけを知りたい人や、他の研究と比較した考察に興味がある人は、そこを読まずに先に進めばいい。章の最後、「考えてみよう」という見出しで始まるセクションでは、実験結果に絡めて示唆に富む真面目な話や面白おかしい話題を提供しているので、ぜひ楽しんでもらいたい。たとえば、米国の路上に落ちている犬の糞の総量は年間で約1000万トンに及ぶ、といったような情報を提供している。われわれはそこに食べ物を落として「5秒ルール」を適用しているわけだ。

　最後にいくつか説明を補足しておこう。

　この本の各章には、「統計学的に有意」「有意水準5%」などといった統計学的な表現が登場し、参考文献も提示されている。情報を収集し、統合し、解析するためには統計学は避けて通れない。ある集団について予測を立てるには、母集団の一部であるサンプル集団か

ら情報を集めて用いるのが一般的だ。サンプル集団は集団全体のほんの一部にすぎない。そのため、導き出された予測は誤っている可能性もあるわけだが、解析結果について「統計学的に有意である」「統計学的に差がある」などと書かれている場合は、その解析結果がまったくの偶然である可能性が十分に低いこと、つまり、実施された処理が確かに結果に影響したことを表している。「有意水準5%で有意」「有意水準5%」と書かれている場合は、本当は差がないのに偶然のいたずらで差があるように見えてしまっている可能性が5%未満であること、つまり、その差が「有意な差」である可能性が95%以上であることを示している。

　この本では、実施した研究のことをすべて「実験」と呼んでいる。なかには実験ではない「観察研究」も含まれているが、一貫性をもたせるために、すべての研究を「実験」と呼ぶことにした。

　この本は前から順に読む必要はない。興味のある章の、興味のある部分から読めばいい。詳細はひとまず読み飛ばし、あとで読み直すのもいいだろう。

A DIVE INTO THE MYSTERIOUS MICROBIAL WORLD

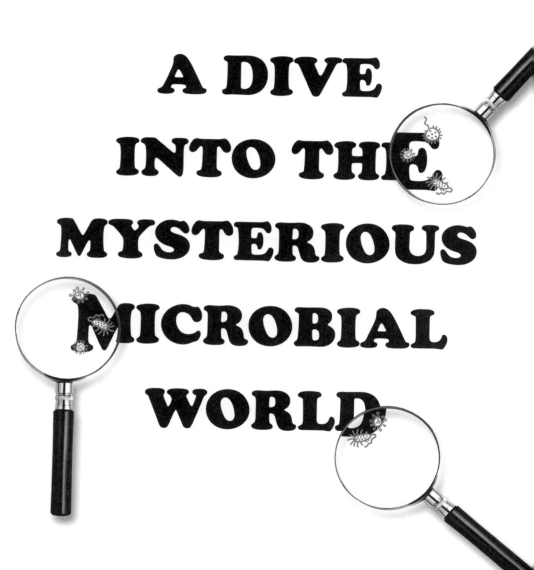

不思議な微生物ワールドを探る

　私たちは日ごろ、大きいことは良いことだという世界で生活しているが、この本では、地球に棲むもっとも小さな生物の重要性を探っていく。ほら、地上でもっとも幸せな場所であるディズニーランドでも、「小さな世界」の歌が歌われているだろう。目には見えなくても、彼らはそこにいる。彼らのいない場所を見つけるほうが難しいくらいだ。今、この本を読んでいるあなたの全身、体内、あなたが目にする物、手に触れる物、あらゆる物の表面という表面に、彼らは存在する。そんな彼ら——細菌、ウイルス、菌類、その他の目に見えない微小な生物たち——が、微生物の世界を作り上げている。「微生物」とは、細胞 1 個分ほどの大きさで、肉眼では見えず、顕微鏡を通さなければ観察できないほど小さな生物の総称だ。

　この本を書くにあたり、われわれは、本書を読者にとってより楽しく有益なものにするためには、先に微生物の世界について理解を深めてもらう必要があると考えた。本題に入る前に、この本で扱う議論や実験の前提となる基礎知識として、微生物の世界の概要を簡単に紹介することにしよう。そのあとで、巷で信じられている食べ物のルールや俗説に目を向け、微生物の代表として主に細菌について調査し検証

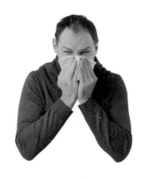

した結果を紹介していく。食品の扱い方にまつわる習慣や、ある場所にいる細菌を別の場所に移動させてしまい、場合によっては自分の体内に取り込んでしまうようなヒトの行動を取り上げる。

あなたは、楽しいクリスマス映画の古典『ナショナル・ランプーン／クリスマス・バケーション』を見たことがあるだろうか。チェヴィ・チェイスが演じるクラーク・グリズワルドの親戚が集まって食卓を囲むシーンがある。従兄弟のエディ——脳みそよりも心臓のほうが大きい男——が、サーブ用のスプーンで大皿からスイートポテトをすくい、口に運んで味見をしてから、自分の皿に盛りつけ、そして、そのスプーンを大皿に戻す。エディの食事中の態度は愉快だが、彼のテーブルマナーには改善の余地がある。食の安全性にも関わることなので、彼にはぜひ、食事のマナー入門コースを受けてもらいたいところだ。エディに限った話ではない。ヒトの行動は気まぐれで、簡単には制御できない。あなたも彼と似たような問題行動をとる人物を、年代を問わず、見かけたことがあるはずだ。

ヒトはときに、奇妙な食行動をとる。木や紙を食べる、毛布や毛髪を食べる、尿を飲む、便を食べるといった異食行動について聞いたことはないだろうか？ 実のところ、宇宙飛行士も尿を飲んでいる。2009 年、国際宇宙ステーションに 2 億 5000 万ドルの水再生システムが導入され、尿から再生された水を飲むようになったのだ。このような行動のせいで微生物に感染したり病気になったりするかどうかも、物の表面——たとえば、サーブ用のスプーンの表面——にいる微生物に左右される。

微生物は、地球上のあらゆる場所——大気中、土壌中、岩肌、深海、熱水噴出孔、北極の雪、植物、動物、ヒト、食物、食品との接触

面など——に生息する全生物の大部分を占め、驚くほど多様性に富んでいる。その生息環境の多様性は、考えつく限りほぼすべての環境条件に順応できる微生物の際立った適応力を如実に表している。科学者の推定では、地球上に生息する細菌数は約$5×10^{30}$——5の後ろにゼロを30個並べた数だ。植物と動物の全個体数を合わせた数よりも大きい。もっと最近の推定では、$9.2 ～ 31.7×10^{29}$に減少していたが、それでも信じられないほど膨大な数である。別の切り口からも見てみ

よう。あなたの体表および体内にいる細菌の数は、あなたの体を構成する細胞の数の10倍以上であると推定されている（細菌の総重量は約1.8kgで、その大部分は腸内と皮膚表面にいる。次に誰かから少し痩せたほうがいいと揶揄されたとき

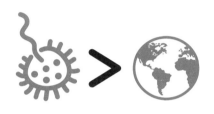

には、余分な体重の一部を細菌のせいにして切り抜けよう）。同じくらい印象的なのは、今この瞬間に1人の人間の体表および体内に棲んでいる細菌の数は、現在だけでなく過去にまで遡って地球上に存在していた人類の累積数よりも多いということだ。理論上、ヒトは単細胞細菌から細胞内共生と呼ばれる過程を経て進化してきたのに、皮肉なものだ。ある研究では、累計総人口を1082億人と当て推量している。つまり、$1.08×10^{11}$であり、推定細菌数の約$5×10^{30}$には遠く及ばない。

　多くの微生物はヒトに何の影響も与えないか、与えるとしてもごくわずかだが、なかには、良くも悪くも直接的に影響するものがある。たとえば、腸内の消化過程や発酵食品（ヨーグルト、チーズ、発酵食肉など）の製造を助けてくれる微生物は、望ましい例だ。一方で、食品を腐敗させて食中毒を引き起こす微生物は望ましくない例であり、影響を被った人はひどい苦痛を味わうだけでなく、死に至ることさえ

ある。

　次に、さまざまな微生物の多様性、大きさ、形、個体群について簡単に見ていこう。とくに細菌とウイルスの複製・増殖に注目したあと、食品が関連する疾患について簡潔に考察する。といっても不安がる必要はない。大多数の微生物は、廃棄物を分解したり、植物の生長を助けたり、美味しい食品を生み出したりして人類に恩恵を与えてくれている。あなたの体調を悪くさせるのは、既知の細菌の1%にも満たない。たいていの人は1日3回、年365日、毎日食べてもほとんど病気にならないのだ。しかし、だからといって危険な賭けに出る必要はない。常識や食のマナーを無視していいと言っているわけではない。ただ、神経質になりすぎず、気を楽にしてほしい。これから、あなたの食べ物と食環境を細菌から保護し、殺菌または滅菌するための最良の方法をお伝えすることを約束する。この本を読み終えたとき、あなたは食品の適切な扱い方や調理方法だけでなく、効果的な消毒法や衛生処理法についても理解していることだろう。

多様な微生物

　植物、動物、ヒトを構成する細胞は、多細胞構造の一部としてのみ存在する。一方、細菌は単細胞微生物として独立して自然界で生きることができる。成長、エネルギー代謝、複製、コミュニケーション、

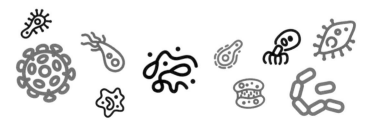

移動など、必要な生命機能をすべて遂行できる。微生物は、生命史の初期から存在し、数十億年かけて進化し、ほぼすべての環境に適応してきた。だからこそ生物学者は、自然界における微生物の計り知れない多様性を目の当たりにする。また、微生物は全生物のなかでも最大の個体数と生物量を誇る。これまでにも多くの細菌が同定〔生物学上の分類を特定し、種名を決定すること〕されているが、まだ発見も特徴づけもされていない細菌のほうがはるかに多く、現在、研究室で培養可能な細菌種はおそらく全体の半分くらいだろう。そのため、細菌の総個体数がどれほど膨大かを正確に推定することはできない。

次の節で紹介するとおり、微生物はきわめて小さいものばかりだが、形と大きさは実にさまざまだ。遺伝学的多様性と、光など、ほぼすべての考えうるエネルギー源からエネルギーを獲得できる能力のおかげで、極限環境も含めた地球上のありとあらゆる場所で多種多様な細菌が発見されている。この逞しい小さな生き物たちは、熱水噴出孔（112℃）、湖を覆う氷や氷河や極海（0℃）、塩濃度の高い水域（塩分15 〜 32％）、強酸性（pH0）または強アルカリ性（pH12）の水環境や土壌環境、無酸素環境（嫌気性細菌クロストリジウムなど）のように、生物など見つかりそうにない場所でも見つかっている。

大きさ・形・個体数

科学者は、このような微小な生物に関する学問を「微生物学」と呼ぶ。1600年代後半、オランダ人科学者のアントニ・ファン・レーウェンフックは、このような小さな生き物を人類で初めて垣間見ることになる。布地を取引する販売業者だったレーウェンフックは、生地の繊維に強く興味を引かれていて、繊維の1本1本を拡大

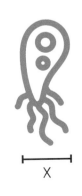

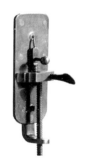

して観察したいと考えた。そして、最初の大雑把な顕微鏡を組み立てた。そこから改良を重ね、対象物を275倍にまで拡大できる装置を完成させたのだ。彼の顕微鏡のなかで拡大倍率がもっとも高いものは、現在、オランダのユトレヒト博物館に所蔵されている〔左下の写真〕。完成した顕微鏡を覗くと、まったく新しい世界が見えた。それまで感知できなかった「存在」が、突然、その姿を現したのだ。目に見えない生き物だけでなく、他にも多くのお宝の存在が顕微鏡によって明らかにされたことにレーウェンフックは驚き、すっかり魅了された。

　レーウェンフックの観察記録には、「ほんの1滴の水のなかに、8000〜1万個を超える幾多の生物が見えた。それらの生物は、顕微鏡を通して見ても、裸眼で見る砂粒のように見えた」と書かれている。そうやって顕微鏡の向こう側で動き回る生物のことを、彼は「アニマルクル（微小動物）」と呼び、1683年には、唾と歯垢のなかに多種多様なアニマルクルを観察したことを報告している。ここでいう「唾」とは、会話中に口から飛び出す唾液の飛沫のことであり、たとえば「上司と話しているときに、彼の鼻に向けて唾を飛ばしてしまった」といった文脈で用いられる。あなたは、寝起きの口臭について不思議に思ったことはないだろうか。目覚めた直後がモーニングキスに不向きである理由について考えたことはないだろうか。口臭の原因は、もっぱら細菌のせい、つまり、あなたが眠っているあいだに白い歯の表面で増殖するアニマルクルたちのせいだと言える。ただし、現在では「アニマルクル」という言葉——まるで新しい玩具か動物クッキーの商品名のようだ——を耳にすることはほと

んどない。1683年にレーウェンフックがロンドン王立協会に送った
レター論文には、観察した細菌の描画が添えられており、桿菌（棒
状）、球菌（球状）、らせん菌（らせん状）の一般的な形状が示されて
いた。

　細菌やウイルスなどの微生物は、植物細胞、動物細胞、ヒト細胞
よりもかなり小さい。細菌はたいていヒト細胞の10分の1程度であ
り、大半のウイルスは100分の1程度だ。仮に、細菌細胞の大きさ
が猫か子犬ほどだとしたなら、ヒト細胞は成人ほどの大きさになる。
同じ尺度で言えば、ウイルスはマウスほどの大きさだ。

　生物学者は通常、微生物の大きさをマイクロメートル単位で測定す
る。1マイクロメートル（μm）は1メートル（m）の100万分の1
だ。具体的に言えば、ピリオド「.」の大きさが約0.5ミリメートル
（mm）、すなわち500μmなので、平均的な大きさで丸い形をした細
菌（直径約1μm）は、ピリオドの約500分の1の大きさだというこ
とになる。ピリオド1個のなかに約500個の細菌が詰まっているの
だ。実際には、細菌細胞の大きさは約0.15μmのものから700μmを
超えるものまでばらつきがあり、最大級のものは肉眼でも確認でき
る。ウイルスの場合は、直径0.02〜0.3μmほどだ。

　微生物はきわめて小さいが、自然界に占める個体数の割合は非常に
大きい。たとえば、1グラム（g）の土壌のなかには、通常、4000万
個の細菌細胞が含まれ、1ミリリットル（mL）の淡水（河川や湖の
水）のなかには100万個の細菌細胞が含まれる。この数字から推定さ
れる全体像を具体的にイメージするために、細菌細胞1個の平均的な
大きさ（約1.5μm）に地球上の推定細菌数（5×10^{30}）を掛けた値を、
地球と月の平均距離38万4400km、つまり38.4×10^{14}μmで割ってみ
よう。地球上の全細菌を1列に並べると、地球と月の間を9.76×10^{15}
回も往復することになる。読者のみなさん、これはものすごい数だ。

細菌細胞は、さまざまな形をしている。球状のもの（球菌）もいれ
ば、棒状または円柱状のもの（桿菌）、曲線状またはらせん状のもの
もいる（図1）。単細胞生物として存在するものもいれば、2つの細
胞が対をなしているもの（双球菌）や、複数が集まって短鎖または長
鎖を形成しているもの（連鎖球菌など）、変則的な形状またはブドウ

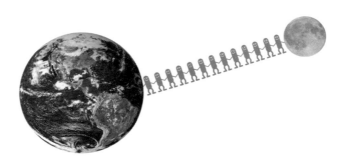

状の集合体を作るもの（ブドウ球菌）、細胞の形が細長いものや鎖状
のもの（糸状性細菌）、出芽する細胞や付属物のような形状の細胞か
らなるものもある。そのような細菌細胞の大部分は、条件が揃えば、
活発に成長し複製する生命体として自然界に存在する。しかし、極端
な気温、乾燥、栄養不足など、条件が厳しいときには、クロストリジ
ウム属やバチルス属などの一部の細菌は、「芽胞」と呼ばれるきわめ
て耐性の高い内生胞子を形成し、休眠状態に入る。そのような特殊な
状態に入った細菌細胞は、熱、刺激の強い化学薬品、殺菌剤、放射線
に対して、活発に増殖する細菌細胞よりも遥かに高い耐性を示す。こ
れは私たち人間にとっては悲報である。芽胞を形成した細菌細胞は、
病院、レストラン、食品製造工場で使用される一般的な表面殺菌剤で
はなかなか殺菌できない。やがて増殖に適した条件が揃うと、芽胞は
発芽し、活発に増殖する栄養生長状態になる。こうなると、食物を腐
敗させ、食品の保存期間を短縮させ、食品業界や消費者を食中毒問題で

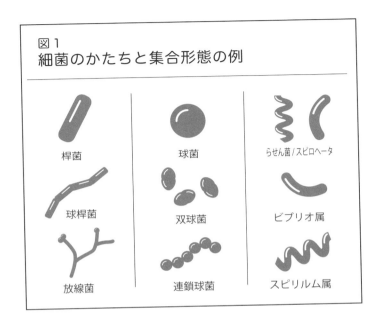

図1
細菌のかたちと集合形態の例

桿菌

球菌

らせん菌 / スピロヘータ

球桿菌

双球菌

ビブリオ属

放線菌

連鎖球菌

スピリルム属

苦しめる可能性がある。

ウイルス

　今この本を読んでいるみなさんも、風邪を引いたりインフルエンザ
にかかったりしたことがあるにちがいないし、ポリオ、天然痘、エボ
ラ、HIV や AIDS について聞いたこともあるはずだ。これらの疾患は
いずれもウイルスが原因で引き起こされるし、ウイルスが原因の疾患
は他にもたくさんある。ワクチンプログラムの推進や治療方法の開発
により、一部の病気については根絶に向けて大きく前進しているが、
エボラ、AIDS（後天性免疫不全症候群）、その他のウイルス疾患は、
今なお世界中で多くの死者を出している。かつてウイルスが関与した

世界規模の流行病の例としては、1918年のスペイン風邪の流行と、HIV（ヒト免疫不全ウイルス）の流行が挙げられる。スペイン風邪では1億人を超える死者が出た。1918年当時の世界人口の約5％だ。そして現在でも、世界中で推定3860万人がHIVに感染している。

　ヒトの行動や習慣の話をするとなると、食物にあまり関係のないウイルスの伝染についても説明しないわけにはいかないが、この本のテーマに直結するのは、ウイルスが原因で引き起こされる食中毒症だ。食中毒症や胃腸炎（下痢と嘔吐）のなかでもっとも多いのはノロウイルスが原因のもので、胃インフルエンザ、ウイルス性胃腸炎、冬季嘔吐下痢症としても知られている。ノロウイルスは伝染性が高く、クルーズ船、学校の教室、デイケアセンターなど、人の多く集まる場所で大流行を引き起こす。豪華客船内で大勢の乗客がノロウイルスに感染した「地獄のクルーズ」について、あなたも聞いたことがあるのではないか。船旅の大半を便器の上で過ごすなんて、なんと気の毒な。米国疾病対策予防センター（CDC）の推定によれば、米国内で発生したノロウイルスによる急性胃腸炎の年間症例数は約1900万〜2100万例で、年間に発生する食中毒の半数以上だ。

　ウイルスは、他の生物の生きた細胞内でのみ複製・増殖する感染性のある小さな病原体だ。自力では増殖できず、宿主細胞の複製装置を必要とするので、寄生体とも言える。平均的なウイルスの大きさは平均的な細菌の約100分の1で、0.02〜0.3μmほど。ウイルスは、植物、動物、細菌など、すべての生物に感染できる。自然界には無数のウイルスが存在するが、詳細な特徴づけがなされているのはせいぜい5000種ほどだ。細菌と同じく、ウイルスも地球上のあらゆる生態系にみられ、もっとも豊富に存在する種類の生物だ。宿主生物の外でも、増殖はできないが長時間生存できるので、宿主から宿主へと伝染できる。宿主の外にいるときは「バイロ

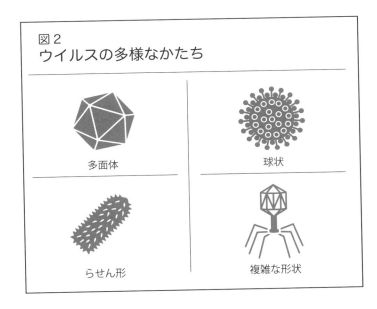

図2
ウイルスの多様なかたち

多面体

球状

らせん形

複雑な形状

ン」と呼ばれる単一ウイルス粒子として独立して存在する。バイロンはタンパク膜（コート）の内側にDNAまたはRNAが内包された構造をしており、種類によっては外側を脂質・タンパク質からなる被膜（エンベロープ）が覆っている。形はさまざまで、図2に示すとおり、単純ならせん形や正二十面体のものから複雑な構造のものまである。たとえば、細菌に感染するウイルスであるバクテリオファージの形状は、月面着陸した宇宙船かクモを思わせる。

宿主細胞の外にいるとき、バイロンは細菌の芽胞のように代謝的には不活性だが、宿主細胞から宿主細胞へと伝染できる。バイロンがいったん宿主細胞——たとえば、あなたの細胞——の内部に侵入すると、ウイルスとして複製・増殖を開始できる。複製時には、ウイルスゲノムが新たにコピーされ、ウイルス膜の構成要素も合成される。

宿主内部でのウイルスのふるまいは実に狡猾だ。宿主の細胞構造や

代謝機能にどっぷりと依存する。たとえば、自分を複製して新たなバイロンを産生するのに有利になるように宿主の代謝作用を変化させることができる。体内に侵入し、体を盗むのだ。新たに産生されたバイロンは、最終的には宿主から放出され、別の宿主細胞に侵入して同じプロセスを繰り返す。ウイルスについては、本章の後半で食中毒症について考察する際にさらに詳しく説明しよう。

微生物は何の力で動くのか

　私たち人間と同じで、微生物も生きるためには栄養素が必要だ。より専門的な言い方をすれば、成長と増殖を維持するために環境から獲得すべき栄養要求量が決まっている。ヒトの細胞も含めて、すべての細胞が炭素源を——通常は有機炭素源を——必要としており、アミノ酸（タンパク質由来）、脂肪酸（脂肪由来）、有機酸、糖類（炭水化物由来）、窒素塩基、その他の有機化合物によって供給可能だ。細菌のなかには独立栄養（栄養を無機化合物から自力で合成できる）のものもいて、必要な炭素の一部または全部を大気中の二酸化炭素（CO_2）から引き出すことさえできる。科学者はそのような独立栄養生物の二酸化炭素に対する欲求を興味深い方法でうまく応用してきた。たとえばロシア人科学者らは、ラルストニア・ユートロファという独立栄養細菌を用いて、有人宇宙船内の空気から二酸化炭素を抜き出し、それを宇宙飛行士の食物源として利用する方法を探るために実験を重ねている。もっと身近な事例では、マサチューセッツ工科大学（MIT）の科学者らが、やはりラルストニア・ユートロファという細菌に目をつけ、その遺伝子を組み換えることで二酸化炭素と水素から輸送用アルコール燃料を作り出せないものかと検証を重ねている。

　微生物が栄養要求性を示すもうひとつの栄養素が窒素だ。窒素はタ

ンパク質の合成や、DNA などの核酸の合成に不可欠だ。自然界では、窒素は通常、アンモニア、硝酸塩、窒素ガスとして存在する。たいていの細菌はアンモニアと一部の硝酸塩を窒素源として使用できるが、大気中の窒素ガスを使用できるのは、土壌中に生息していることの多い窒素固定細菌だけだ。窒素ガスをアンモニアや他の窒素含有化合物に変換する窒素固定細菌がいなければ、農家は穀物を育てられないし、私たちが知っているような生命も存在しなかったことだろう。

たとえば、小豆、インゲンマメ、エンドウマメ、大豆などのマメ科植物の生長を最適化するために、種子会社では市販用に培養された窒素固定細菌の一種である根粒菌をマメ科植物の種子に接種するのが一般的になっている。他にも、成長に欠かせない栄養要求として、リン、硫黄、カリウム、マグネシウム、カルシウム、ナトリウムなど、主要栄養素と呼ばれるミネラル分（すべての主要栄養素が必須栄養素というわけではない）と、鉄分が必要となる。多くの微生物はこのような必須主要栄養素に加えて、ごく少量の微量栄養素（微量元素ともいう）さえあれば重要な細胞機能を維持できる。微量栄養素には、ホウ素、コバルト、銅、マンガン、亜鉛などがある。微生物の成長に欠かせない栄養素としては、他に、ビタミンとアミノ酸がある。これでおわかりだろう。微生物の栄養要求は、われわれ人間と何も変わらない。必要な栄養化合物の一部を体内で合成できる生物もたくさんいる。一方で、そのような栄養を環境から——いくつか例を挙げるなら、動物やヒトの消化管、植物組織、土壌などから——獲得するしかない生物もいる。

栄養要求の話はさておき、たとえば冷蔵庫に保存されている牛乳などの食品で微生物（ウイルスを除く）が増殖できるかどうかは、食品

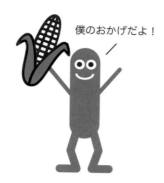

僕のおかげだよ！

そのものだけではなく、その食品が保存されている環境にも左右される。この2つの要因のうち、前者（食物組織に固有の性質）を「内因性」の要因、後者（保管環境の性質）を「外因性」の要因と呼ぶ。微生物の増殖に影響する食品の内因性要因としては、次のようなものが挙げられる。

- 食品の種類
- pH（酸性 / アルカリ性）
- 食品に含まれる水分量（水分活性）
- 酸素の有無（酸化還元電位）
- 抗菌物質（香辛料に含まれる精油、卵や牛乳に含まれるリゾチームなど）
- 食品の物理的構造（ナッツの殻、卵の殻、果物の外皮、貝殻、甲殻、甲羅など、微生物の侵入を防ぐ構造に覆われているかどうか）

外因性要因としては、次のような、食品の保管場所の環境条件が挙げられる。

- 温度
- 相対湿度
- 食品の劣化を防止する二酸化炭素ガスやオゾンガスなどの阻害ガスの有無および濃度
- 他の微生物を標的とする阻害物質を産生する微生物の有無および活性

こうしたさまざまな要因のうち、当てはまるものが多すぎたり少な

すぎたりすれば、微生物の増殖が促進されたり、阻止されたり、遅れたりすることになる。ここに挙げた要因のいくつかについては、のちほど個別に考察するが、重要なのは、食品系の環境ではほとんどの場合、このような要因の一部もしくは全部が同時に当てはまるということを認識しておくことである。つまり、良くも悪くも、微生物の増殖に対しては累積効果が示されるのだ。

　まず考慮すべき内因性要因はpH、すなわち、酸性環境なのかアルカリ性環境なのかである。人間と同じく、すべての生物には、成長可能なpH範囲があり、成長に最適なpHがあるものだ。人間も、塩酸のような強酸や苛性アルカリ溶液（灰汁）のような強アルカリ溶液を大量に摂取すると長くは生きられない。食品やその他の環境の酸性度とアルカリ度は、対数で表されるpHで示され、0〜14の値をとる（0が強酸性、7が中性、14が強アルカリ性）。自然環境では、たいていはpH5〜9の範囲に収まるもので、微生物の多様性が最大になるpHもこの範囲内だ。細菌や真菌のなかには、レモン汁や胃液のようなpH2以下の環境や、ソーダ湖やアルカリ土壌のようなpH9以上の環境で増殖できるものもいて、前者は好酸性微生物、後者は好アルカリ性微生物と呼ばれている。スパイシーピクルスや酢漬けなどの酸性の食品や、サラミやザワークラウト〔キャベツを乳酸発酵させた漬物〕やヨーグルトのような発酵食品では、pHが微生物の増殖を抑制するうえで重要な要因となっている。生物には、増殖に最適なpHと増殖可能なpH範囲があるので、その範囲外の環境に晒されると増殖が止まり、やがては死滅する（図3）。

　2番目に重要な内因性要因は、微生物の増殖に必要な「自由水」の存在だ。食品中の水は存在形態によって「自由水」と「結合水」に分かれる。自由水とは、糖分子や細胞構造物などの他の物質に結合していない水のことだ。非結合状態であるため、微生物は自由水を利用し

てさまざまな細胞機能を支えることができる。食品を絞ったり、切ったり、圧をかけたりすることで容易に抽出できるのが自由水で、容易には抽出できないのが結合水だと考えてもらってもいいだろう。

　人間と同じく、微生物も水なしでは成長できない。食品中の水分量は「水分活性（aw）」という用語で表され、0〜1の値で示される。1が完全な飽和状態で、0が完全な乾燥状態である。水分活性は水分含有量とは異なる。なぜなら、水分活性は、塩や砂糖のような特定の食品成分の水との結合能を考慮しているからだ。細菌は、食品成分と結合している水を利用することができない。pHの場合と同じく水分活性にも、多様な微生物の増殖に最適な値と増殖可能な範囲がある。水分活性の値によって、次のように食品を分類できる。

・0.10〜0.20 aw：シリアル、クラッカー、粉ミルク、砂糖

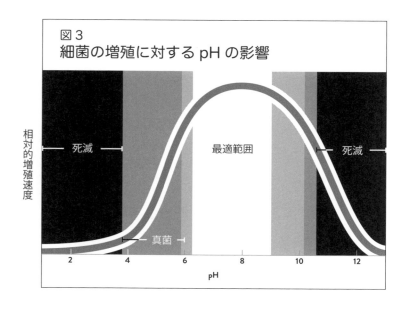

図3
細菌の増殖に対する pH の影響

相対的増殖速度

死滅　　　　　最適範囲　　　　死滅

真菌

2　　　4　　　6　　　8　　　10　　　12

pH

- 0.60 aw未満：麺類、チョコレート、乾燥卵
- 0.60 ～ 0.85 aw：ゼリー、ドライフルーツ、ナッツ類、パルメ ザンチーズ
- 0.85 ～ 0.93 aw：発酵ソーセージ、メイプルシロップ、乾燥保 肉
- 0.93 ～ 0.98 aw：濃縮ミルク、パン、トマトペースト、プロセ スチーズ
- 0.98 ～ 0.99 aw：生肉、果物、野菜、牛乳、卵

　カビが生えるのは、通常、0.8 aw以上であり、ほとんどの種類の酵母（イースト菌）が増殖するのは0.85 aw、細菌の場合は0.90 ～ 0.93 awである。しかし、これは一般的な値なので、例外もある。たとえば、黄色ブドウ球菌（食中毒と皮膚感染症の原因となる病原菌）という細菌は、0.85 awで増殖できる。人類は、文明の初期のころからの習慣として、食物（肉、魚、果物、野菜、乳、その他）を乾燥させることによって水分活性を低下させた保存食を活用してきた。

　3つ目の重要な内因性要因は、酸素の有無である。これをわれわれは酸化還元電位と呼ぶ。すべての生物は生きるために酸素を必要としている、と思われがちだが、実は、多くの微生物は酸素のない環境や酸素濃度がきわめて低い環境でも生存できるし、そのような環境でしか生存できない微生物もいる。酸素を利用して成長する生物は「好気性」生物、酸素濃度の低い環境で成長できる生物は「微好気性」生物と呼ばれている。「通性」の微生物は、酸素があってもなくても成長できる。逆に、酸素があると成長できない生物も多く存在し、「偏性嫌気性」生物と呼ばれている。酸素のある環境に耐性を示し、成長もできるが、酸素を利用しない生物は、「耐気性嫌気性」生物と呼ばれている。

有酸素環境で食品を腐らせる微生物の増殖を抑えるために、食品製造業者は缶詰の高温加熱処理や真空容器への密閉処理を行っている。だが、食品加工業者は他にも微生物の増殖を抑える手段を駆使しなければならない。たとえば、嫌気性細菌の増殖を抑えるために、食品のpHを低下させて酸性度を高める工夫をしている（たとえばボツリヌス菌が産生するボツリヌス毒素が原因のボツリヌス食中毒は缶詰食品でも起こることがある）。

　外因性要因——すなわち、その微生物が存在する環境——のうち、微生物の増殖と生存を抑えるうえでもっとも重要な環境要因は、おそらく温度だろう。もちろん、pH、aw、酸化還元電位が適切であることも必要だが、微生物には増殖可能な最低温度、最高温度、最適温度というものがある。その範囲外の温度条件下では増殖が止まり、やがて死滅する。増殖に最適な温度条件下では、栄養条件など他の条件が揃えば、増殖速度は最大になる。微生物の増殖可能な温度範囲には大きなばらつきがある。これも、地球上のあらゆる場所に微生物が存在する理由の１つだろう。極寒（南極の氷）や極暑（温泉

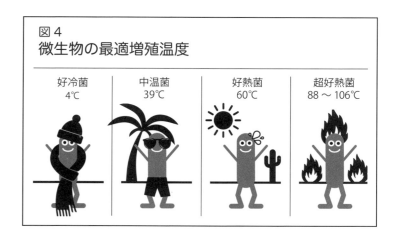

図4
微生物の最適増殖温度

| 好冷菌 4℃ | 中温菌 39℃ | 好熱菌 60℃ | 超好熱菌 88 ～ 106℃ |

や間欠泉）のなかで増殖するものもいれば、ヒトのような温血の哺乳類と似たような最適温度をもつものもいる。

　図4に、最適増殖温度による微生物の分類を示した。低温（約4℃）を好む「好冷菌」、ヒトの体温に近い温度（約39℃）を好む「中温菌」、温熱（約60℃）を好む「好熱菌」、高温（約88〜106℃）を好む「超好熱菌」に分類できる。

　あなたも、冷蔵庫に入れてある牛乳がなぜ腐るのか、不思議に思ったことがあるだろう。それは、シュードモナス属などの好冷菌のせいだ。好冷菌は冷蔵庫内の温度でも、ゆっくりと増殖できる。サルモネラ属、カンピロバクター属、ブドウ球菌属など、食中毒の原因になる細菌の大半は中温菌に分類される。好冷菌にも、リステリア属のように食中毒を引き起こすものが少数ながら存在する。最適温度でなくても、微生物は幅広い温度帯で増殖できる。たとえば大腸菌は、菌株にもよるが、最低8℃から最高48℃までの範囲で増殖可能だ。これは驚異的な幅である。食品製造業者は、食品に含まれる微生物の増殖を防ぎ、さらには微生物を死滅させるために、他の内因性要因や外因性要因と合わせて、食品の加工温度と保管温度も活用する。食品に含まれる望ましくない微生物の増殖を抑えたり滅菌したりするための方法として、缶詰処理、低温殺菌、加熱調理、冷蔵、冷凍などの温度処理法が利用されている。また、食品を腐敗させる微生物と食中毒の病原菌の両方の増殖を防止するには、食品の温度を危険温度帯である4〜60℃の範囲外で保つことも重要だ（図5）。レストランのサラダバーの設定温度も、危険温度帯の範囲外になるように設定しなければならない——冷やすべきものは4℃以下で、温めるべきものは60℃以上で提供することが重要だ。

成長と増殖

　すべての生物は、死を乗りこえて命をつなごうとする。微生物もその例外ではない。個々の細菌細胞の寿命はかなり短いので、種の存続のためには、細胞の成長と増殖のプロセスがきわめて重要になる。細菌の場合、植物や動物などの多細胞生物とは異なり、細胞サイズの成長と細胞分裂による増殖が密接に関係している。環境条件が好ましい場合、たいていの細菌は一定の大きさまで成長し、その後、「二分裂」と呼ばれる無性生殖の過程を経て複製・増殖する。つまり、細菌はパートナーを必要としないのだ。

　二分裂は、1つの細胞が単純に新たな2つの娘細胞に分裂する増殖過程である（図6）。二分裂が起きるたびに、世代が1つ進み、細胞数が2倍になる。栄養と水が利用でき、温度、pH、酸化還元電位が最適である増殖条件下では、細菌細胞数は15～20分に一度のペースで2倍に増え、細胞によっては10分未満の間隔で増えていく。だが、人間にとってありがたいことに、ほとんどの微生物の成長・分裂速度はそこまで速くない。増殖条件が常に最適であるとは限らないか

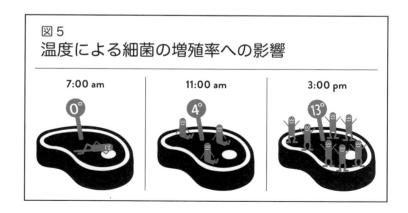

図5
温度による細菌の増殖率への影響

7:00 am	11:00 am	3:00 pm
0°	4°	13°

らだ。

　時間経過に伴う細菌数の推移を調べる
と、4つのフェーズからなる増殖サイク
ルが観察できる。第1フェーズは、新た
な環境に細菌集団が侵入した段階だ。新
たな環境が栄養豊富であろうと不足ぎみ

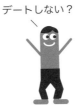
デートしない？

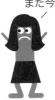
また今度ね。

であろうと、細胞はその環境条件への適応を開始しなければならな
い。「誘導期」と呼ばれるこのフェーズでは、細胞の増殖は遅滞し、
このあとに最速で成長・分裂するための準備・調整が行われる。第
2フェーズは、「対数期」と呼ばれる。細胞の急速な成長・分裂が特
徴で、指数関数的な勢いで増殖する。細胞の成長・分裂速度はこの
フェーズで最高となり、このとき細胞数が2倍になるのにかかる時
間を「世代時間」または「倍加時間」という。このフェーズで、微
生物は利用可能な栄養を急速に消費し、栄養が枯渇するまで消費し
続け、枯渇した段階で増殖の限界を迎える。理論上、世代時間20分
の単一細菌が48時間、144世代まで指数関数的に増殖可能であると
すると、増殖後の細菌集団の重量は地球の4000倍を超える計算にな
る。細胞1個の重さが約1兆分の1gにすぎないことを思えば、この
計算結果は気が遠くなるような信じられない数字である。だが、この

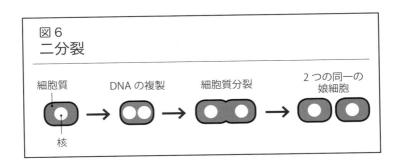

図6
二分裂

細胞質　　　　DNAの複製　　　細胞質分裂　　　2つの同一の
　　　　　　　　　　　　　　　　　　　　　　　娘細胞

核

ように極端な細菌増殖が起こる可能性はきわめて低い。そこまでの膨大な数に至る前に栄養が枯渇し、有害な廃棄物が蓄積して、増殖の限界を迎えるからだ。

　増殖サイクルの第3フェーズは「静止期」と呼ばれている。栄養の枯渇、もしくは増殖を阻害するような廃棄物の蓄積によって、増殖が静止する。細胞の代謝が大幅に減速し、成長が弱まり、急速な増殖から、栄養不足などによるストレス反応状態へと移行しはじめる。このフェーズでは、細胞数の純増加はなく、場合によっては減少する。

　最終フェーズである第4フェーズは「死滅期」だ。図7に典型的な細菌の増殖曲線を示す。横軸は時間（時間単位）、縦軸は細菌数の対数値である。増殖曲線の形は、前述の内因性要因と外因性要因による影響のほかに、その生物の生育歴（現在の生理学的状態）にも

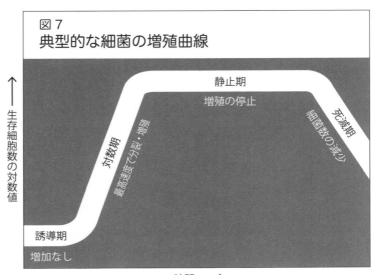

図7
典型的な細菌の増殖曲線

生存細胞数の対数値

静止期
増殖の停止

対数期
最高速度で分裂・増殖

死滅期
細菌数の減少

誘導期
増加なし

時間 ——→

大きく影響されうる。たとえば、最適な状態ではなく最悪の栄養状態、増殖温度、pH に直面した場合、それまでよりも制限された環境に適応しなければならないため、増殖曲線の誘導期は長くなる可能性がある。環境が変化すれば、対数期、静止期、死滅期の長さも、変化する。

　実用的な観点から、細菌の倍加速度については知っておいたほうがよい。2014 年、米国ではサルモネラ属の細菌が原因であると診断確定された食中毒が 10 万人あたり約 7500 例も発生している。この病原菌を、たとえば蒸し焼き鍋で調理した鶏肉を気温 32℃の真夏日に冷蔵庫に入れずに 4 時間放置するなど、細菌にとって理想的な増殖条件下に置いた場合（家族でピクニックに出かけたときなどにありがちだ）、倍加速度を知っていれば、4 時間後の細菌数を算出することができる。当初のサルモネラ菌数を鶏肉料理 1g あたり 40 個とし、世代時間を 15 分とすると、4 時間後には鶏肉料理 1g あたり 262 万1440 個にまで増殖していることになる（図8）。

　最初の細菌数が鶏肉料理 1g あたり 1000 個以上だったとしたら最終的にどうなっていたか、想像してみてほしい。1g あたり 6553 万6000 個もの細菌を食べることになる。食物を室温で長く放置しすぎたときには、食べる前によく考えてみてほしい。

図8
細菌が増殖する速度

細胞数	40	80	160	320	640	1,280	2,560	5,120
分	0	15	30	45	60	75	90	105

食中毒

　ご存じだろうか？　米国居住者の７人に１人（約17％）は毎年、食中毒になる可能性がある、というのが米国疾病対策予防センター（CDC）の推定である。そのうち、病院に搬送される人は12万8000人で、死亡者は3000人と推定されている。明るいニュースとはいえない。食中毒について、なかでも細菌関連の食中毒についての考察は、次章以降で登場する食物の扱い方に関する慣習について考える際の助けになるだろう。米国で報告される食中毒の事例の約４分の３は、微生物が原因で発生する。食の安全に関する懸念事項のなかで米国の消費者と規制当局の関心がもっとも高いのも、食中毒だと報告されている。ここでいう規制当局とは、米国食品医薬品局（FDA）、米国農務省（USDA）、CDCなどを指す。この傾向はおそらく、先進国も発展途上国もなくすべての国に当てはまる。食中毒は、食中毒症、食品媒介疾患、食品媒介感染症などとも呼ばれている。

　あなたが医者だとして、目の前に食中毒の疑いのある患者がいるとする。あなたが最初にすべきなのは、食中毒の疑い例が発生したことを地元または州の衛生当局に通知することだ。このような場合の予備調査は、衛生当局の責任で実施されることになっている。予備調査の結果、病気の原因が食品であることが疑われた場合、疑い例の発生は所定の連邦政府機関に報告され、その機関の主導で疫学的調査が開始される。原因の疑いがある食品がまだ入手可能な場合は、通常、調査員がその食品、環境、患者からサンプルを採取する。そして、そのサンプルから病気を引き起こす微生物（病原菌）や微生物由来の毒素、非微生物由来の毒素、化学物質が検出されるかどうかを検査する。う

まくいけば、検査結果によって病気に関連する病原菌、毒素、化学物質の証拠が得られる。また、この検査とは別に、連邦機関による患者や同じ食品を食べた消費者への事情聴取も行われる。いや、もちろん彼らは被害者なので、あくまで病気の原因となった可能性のある食品との間接的な関係を確認するためだ。米国連邦機関では、2人以上の人物が同じ発生源から同じ病状を発症した状況が確認され、かつ、同じ食品が原因であることを示す免疫学的証拠がある場合を「疾病の発生」と定義している。ただし、ボツリヌス中毒や薬物中毒事件のような特殊な事例では、1件でも確認された時点で「発生」と認定される。

　CDCの報告によれば、1998年から2014年の間に米国で確認された食中毒の発生件数は1万8211件にのぼる。被害者の数は35万8391人だ。そのうち、1万3715人が入院し、318人が死亡した。この数字は、17年間の数字としては少ないように思われるかもしれないが、実際の発生件数、入院者数、死亡者数は報告よりもかなり多いものと推定される。CDCは、2011年だけでも約4800万人が汚染された食品を食べて発病したものと推定しており、その病原として、31種類の細菌、ウイルス、真菌類を関連づけている。CDCによる食中毒の病原菌ランキングの上位5つは、ノロウイルス、サルモネラ菌、ウェルシュ菌、カンピロバクター、ブドウ球菌である（図9）。なかでも入院例の35％、死亡例の28％はサルモネラ菌が原因だった。

　実際の報告件数とCDCによる推定件数の不一致には、いくつかの要因が関係している。人は、体調が悪くなっても必ず病院に行くとは限らない。そして、病院に行かなければ、報告件数には含まれないことになる。あなたにもそんな経験があるのでは？　多くの人は自分の病気を1日休んでゆっくり寝れば治る流行り風邪だと自己診断する。報告にあがってくるのは発生件数のうちのほんの一部だと推定されている。あなたは必ず病院に行くかもしれないが、世の中には、かたく

なに病院に行かない人もいるだろう。あなたの症例についても、地元の衛生当局には報告されても、連邦機関まで報告が届くとは限らない。

　食中毒には大きな代償が伴う。患者個人が味わう苦痛を別にしても、食中毒 1 件あたりの損害額はかなりの額になる。2012 年だけでも、医療費、休職による生産性の損失、病気関連の死亡などを含めた

図9 CDC による食中毒病原菌ランキングの上位 5 つ				
58% ノロウイルス	**11%** サルモネラ菌	**10%** ウェルシュ菌	**9%** カンピロバクター	**3%** ブドウ球菌

食中毒による損害額は 770 億ドルと推定されている。この推定には、食品やレストランに対する消費者の信頼の喪失、商品のリコールによる損害、訴訟費などの食品業界が被る代償は含まれていないし、食中毒発生に対応する衛生当局の経費も含まれていない。

　2015 年 10 月下旬に人気のメキシコ料理チェーン店で起きた大腸菌食中毒事件の例で考えてみよう。米国で大きなニュースになったこの事件では、メキシコ料理店で食事をしたあと、約 60 人が体調不良を訴え、22 人が入院した。この食中毒事件が会社の収益にどれほど影響し、消費者からの信頼をどれほど揺るがせたか、想像してみてほしい。「健康食品」のイメージは崩壊し、多くの消費者がこの店を利用しなくなった。この 1 回の食中毒で、2015 年の第 4 四半期の利益は 44%減少した。売上は 7％減少し、株価は 37％下落し、同年 8 月と比べて80 億ドルの損失となった。この損失のほかに、同社はおそらく、被害者の休職手当、医療費、痛みや苦痛に対する慰謝料をめぐる訴訟費用として相当な額を支払っている。

　食品のリコールは、2016 年だけで 764 件発生しており、その 2

大原因は、アレルゲンとなる成分の非表示（305件）とリステリア属による汚染（196件）だった。リステリア属のほかにも、サルモネラ菌（99件）、大腸菌（31件）など、他の細菌汚染による食品リコールも発生していた。汚染細菌の詳細な種類（血清型を含む正式な学名）は、その細菌が周囲の環境とどのように相互作用し、どの程度の病原性をもつのかを決定づける細胞壁表面の成分に基づいている。サルモネラ属には2600種を超える血清型が存在する。2012年には、サルモネラ属の細菌汚染が原因で41人が食中毒になり、米国最大手のオーガニックピーナッツバター製造会社（サンランド社）は、2010年3月から2012年9月までの期間にニューメキシコの主力工場で製造された全商品を対象に20州でリコールを発表する事態に追い込まれた。これらの商品は、トレーダー・ジョーズやホール・フーズ・マーケットなどの有名チェーン店で販売されていた。このリコールは、このような販売店にとっても頭痛の種となり、収益の損失を生んだ。自社製品で食中毒を起こしたせいで会社が廃業に追い込まれることもある。

　このピーナッツバターのリコールのせいで、サンランド社は翌2013年に推定資産1000万〜5000万ドル、推定負債5000万〜1億ドルで破産を申請した。全米フードマーケティング協会（FMI）と米国食品製造者協会（GMA）による業界共同研究の報告では、食品会社のリコールによる平均コストは、ブランドイメージの低下と売上の損失に加えて、直接損害額が1000万ドルと推定されている。直接損害額には通常、規制機関、供給チェーン、消費者への通知費や、製品の回収費、保管費、廃棄費などが含まれる。これに、リコール作業に伴う人

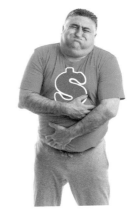

件費や根本的原因の調査費も加わる。リコールによる米国企業の推定損失額の例をあげると、1992 年にハンバーガーの大腸菌汚染で 1 億 6000 万ドルの損失、2006 年にホウレンソウの大腸菌汚染で 3 億 5000 万ドルの損失、2007 年にピーナッツバターのサルモネラ菌汚染で 1 億 3300 万ドルの損失、2008 年にトマトのサルモネラ菌汚染で 2 億 5000 万ドルの損失、2009 年にピーナッツ製品のサルモネラ菌汚染で 7000 万ドルの損失を出している。経済的損失の大きさを実感してもらえたのではないだろうか。

　年中無休でメディアが嗅ぎまわり、ソーシャルネットワークを通じてニュースが急速に拡散する今の時代には、食中毒の発生とリコールに関する情報は瞬く間に人々に周知され、すぐに反応が返ってくる。調査会社ハリス・インタラクティブ社による 2012 年の調査では、回答した消費者の 55％がリコール後は一時的に購入ブランドを切り替えると回答し、15％がリコールされた商品は二度と買わないと回答し、21％がリコールを起こした製造会社の全ブランド商品の購入を避けると回答した。

　ところで、われわれが罹患する食中毒には、どのような種類があるのだろうか。微生物による食中毒は、毒素を産生する細菌・カビによって産生された毒素か、病原性細菌の生存細胞・芽胞のいずれかで汚染された食品を食べることで引き起こされる。そして、どのように症状が引き起こされるかによって 3 つのタイプに分けられる。1 つ目のタイプは、ある種の細菌やカビによって食物中ですでに産生されていた毒素を摂取することによって引き起こされる「毒素型」である。生きた細菌細胞やカビ細胞を摂取しなくても、症状を引き起こすには毒素のみで十分だ（毒は少量でもよく効くものだ）。このタイプの細菌としてよく引き合いに出されるのは、ブドウ球菌中毒の原因菌で

ある黄色ブドウ球菌と、ボツリヌス中毒の原因菌であるボツリヌス菌だ。また、黄色コウジ菌もマイコトキシンと呼ばれるカビ毒を産生して中毒症状を引き起こしうる典型的なカビである。

　2つ目のタイプは「感染型」だ。人体に感染でき、消化管のなかで増殖できる生きた病原性細菌を摂取したときに感染が起こり、症状を引き起こす。多くの細菌といくつかのウイルスがこのタイプに分類される。比較的多くみられる感染性細菌には、複数の血清型のサルモネラ菌、ジェジュニ菌、腸管病原性大腸菌、リステリア菌などがある。病原性の腸内ウイルスには、A型肝炎ウイルス、ノロウイルスなどがある。食物組織の表面で成長・増殖できる細菌とは異なり、ウイルスはまずヒトの生きた細胞に侵入してからでなければ複製・増殖できないということを、生物学者は知っている。とはいえ、一部のウイルスは宿主細胞の外でも比較的長期（数週間から数ヵ月間）にわたって生存できる。

　食中毒性ウイルスはすべてヒトの腸が発生源であり、食品は、すでに感染している調理人によって調理中に汚染されるか、汚水や汚泥、汚染水との接触によって汚染される。つまり、家庭でも他の場所でも、食品を正しい手順で適切に扱うことが重要だ。さて、あなたのお気に入りのレストランで働く料理人や給仕係は、トイレ後にきちんと手を洗っているだろうか？　あなた自身は、どうだろうか？　このようなきわめて正当な理由から、米国連邦規制基準（CFR）には、レストランは「従業員は仕事に戻る前に必ず手を洗うこと」という標識をトイレに表示しなければならないとある。

　3つ目のタイプは「生体内毒素型」だ。病原性細菌の生きた細胞が大量に摂取され、その後、体内でその細菌が芽胞を形成するか、死滅する際に病原性毒素が放出されることで症状が出る。ウェルシュ菌、セレウス菌、腸管病原性／毒素原性大腸菌が、このグループに分類さ

れる（すべて胃腸炎の原因になる）。

　ほとんどの食中毒で多様な症状がみられる。いずれの場合も、細菌、ウイルス、毒素は消化管を通じて体内に侵入する。そのため最初の症状は、悪心（吐き気）、嘔吐、腹部疝痛、下痢、場合によっては発熱で始まるのが典型的だ。残念ながら、誰もが人生のどこかの時点でこのような症状を経験している。汚染された食物が関連している可能性もあるが、インフルエンザの可能性もあるし、胃腸炎の可能性もある。原因を突きとめるのが難しい場合もある。確実に知るための唯一の方法は、病院に行って検査を受けることだ。

　このテーマについて考えるうちに、あなたは疑問に思ったのではないだろうか？　なぜ、自分は発症したのに、同じ汚染食物を食べた兄弟は発症しないなどということが起こるのか、と。人によって発症したりしなかったりする理由としては、いくつもの要因が影響していると考えられる。2人揃って同じ病原性細胞や毒素を口から摂ったとしても、両者が同じ病状で発症するとは限らないし、症状の重症度も同等とは限らない。次章以降を読み進める際にも、そのような要因の影響を心に留めておいてほしい。その人物の病原体に対する相対的な罹患しやすさや抵抗性はどうなのか。病気を撃退する能力に兄弟間で差があるかもしれない。年齢や全体的な健康状態が関与することもある。概して、幼児や高齢者、免疫不全患者は、健常者に比べて病原性微生物に対する感受性が高い。この感受性の高いグループには、HIV/AIDSなどの免疫系疾患の患者や、拒絶反応を防ぐために免疫抑制剤を服用している臓器移植患者も含まれる。汚染食物の摂取量と食物中の病原性微生物の数や毒素の濃度も、その人物の病原性微生物または毒素に対する感受性に影響する。兄弟間で症状が異なる場合、もしかしたら一方は汚染食物をおかわりし、もう一方はおかわりしなかったのかもしれない。

病原性や毒性の相対的な強さも要因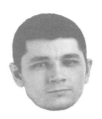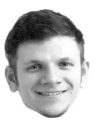
の1つだ。病原体の病原性や感染性が
高いほど、病気の重症度は高くなる。
腸管病原性大腸菌のようにヒトの消化
管に感染する病原菌の場合、口から摂
取された生存細胞の数が10個未満で
あっても、幼児や高齢者であれば発病することがある。対照的に、比
較的健康な成人を発病させるには100万個以上の生きた細菌細胞が
必要だろう。

　どの要因も、あなたのような人（なかには本書で扱っているような
疑問の余地のある食品の扱い方をする人もいるだろう）の発病の原因
となりうる。となると、食品の扱い方によってどのようなリスクと利
益が見込まれるのかを知ることが次の課題となる。だが、体調を崩す
かどうかは多くの要因に左右されるので、実際にそのような行動に見
込まれるリスクを計算するのは簡単ではない。

　病気になるかどうかのリスクに年齢がどう影響するかをわかりやす
く示すために、われわれの身近な人の身に起きた出来事を紹介しよ
う。本書の共著者ブライアンの妻の甥の息子であるロバートの話だ。
当時8歳だったロバートは、サウスウェスト・バージニアにある祖
父母の農家で大腸菌に汚染された水を飲み、腸管出血性大腸炎になっ
た。その水は、祖父母が世話している乳牛が放牧されている牧草地の
近くにたまたま建てられていた貯蔵小屋に保管されていた。1800年
代後半〜1900年代前半の北米では、そのような貯蔵小屋が泉や小川
の近くによくみられ、「天然の冷蔵庫」として使用されていた。すぐ
下を流れる湧き水のおかげで、その小屋も、小屋内に保管されている
食物も冷温に保たれていた。しかし、どうやら乳牛の糞に含まれて

いた大腸菌によって小屋は汚染されていたようだ。同じ水を何年間も飲んでいた祖父母は何ともなかったが、ロバートは酷い症状に見舞われた。幸い、看護師だった母親がすぐに血性下痢の症状に気づいて病院に連れていき、抗菌薬治療が開始されたおかげで、ロバートは大事には至らなかった。この実例からわかるように、年齢や、日ごろから汚染水を飲んで免疫系が強化されていたかどうかが、ロバートと祖父母の体の反応を左右する重要な要因となった。

　もうひとつ心に留めておくべき重要事項がある。それは、見た目には食物の質に何の問題もないように見えることもあるということだ。食物には生きた病原菌細胞や毒素が含まれている可能性があるが、だからといって必ずしも質が損なわれているわけではない。比較的低い濃度、いや、高濃度の病原菌や毒素が含まれている場合でさえ、見た目、臭い、味にまったく問題がなく、食感も正常ということがある。つまり残念なことに、われわれは見た目にはまったく異変のない汚染食物を、汚染されているとは知らずに摂取する可能性があるということだ。微生物の増殖を左右する内因性要因と外因性要因のところですでに説明したとおり、単一の生きた病原菌細胞は、条件が適していれば比較的短時間で増殖できる。この章の最初のほうで述べた夏のピクニックの例を覚えているだろうか？　気温32℃の真夏日に鶏肉料理を屋外で４時間放置すればどうなるか、もうおわかりだろう。一方で、病原性ウイルスの複製・増殖には宿主細胞が必要なので、食品中で増殖することはなく、品質に影響することもない。

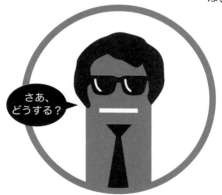

さあ、
どうする？

最後に、この「微生物の世界への入門編」が読者の探求心を刺激し、微生物の魅惑的な世界がもつ別の側面にまで興味を抱いてもらえたなら幸いである。だがそれ以上に重要なのは、この後に続く章を読み、自分で自分のために決断できるようになることだ。大きな代償が待っているというのに、リスクを負ってまで巷の怪しい噂や慣習に従う価値があるだろうか？　それとも、リスクを負うのも人生のうちだろうか？　少なくとも、本書を読み終えたときには自分が何をしようとしているのか理解したうえで決断できるようになっているはずだ。この本を手に取ったことをラッキーだと思ってもらえたなら、著者としては嬉しい限りだ。次章以降も、あなたにとって学ぶことの多い楽しい読書になればと願っている。

Surf

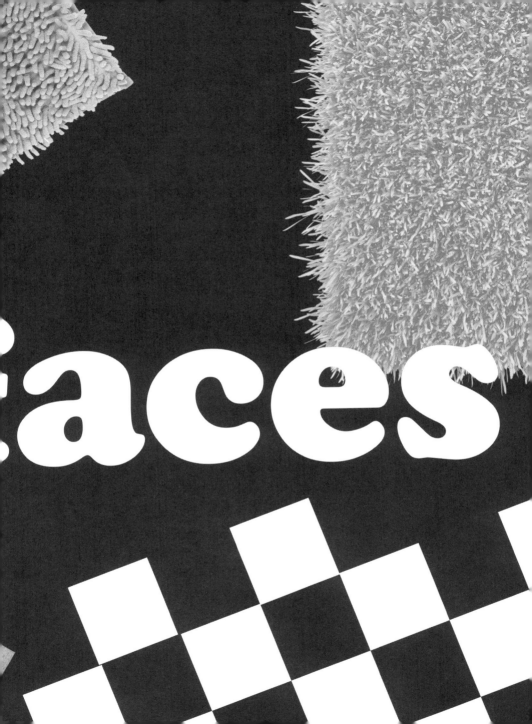

Part 1
その表面についている
細菌たちが危ない存在になるとき

　この本のパート1（いや、この本の大部分）を書きながら、われわれは親しい友人であるパトリックのことを思っていた。パトリックはわれわれにとって、ちょうど、米クエーカー社の加工食品「ライフシリアル」のコマーシャルに登場する幼いマイキーくんのような存在だ。食べても大丈夫かどうかわからないものがあるとき、まずはパトリックが試食する。自分の体を張って食の安全性を確かめるタイプの友人が、あなたの周りにもいるだろう。だが、すでにご存じのとおり、あらゆる物の表面には微生物が生息しており、湿気を含む環境で旺盛に繁殖する。微生物学的には、フジツボのように物の表面につく「固着性」のものと水中の魚のように自由に動き回る「浮遊性」のものに分類されている。

　ほとんどの細菌は、コミュニティとして増殖することが知られている。物の表面で密集し、「バイオフィルム（菌膜）」と呼ばれる生物膜を形成するのだ。バイオフィルムは「微生物学の父」とも称されるオランダ人のアントーニ・ファン・レーウェンフックによって1600年代にはすでに観察されていたが、バイオフィルムについて本当の意味で理解されはじめたのは、1978年に発表された「細菌の固着方法」という標題の論文がきっかけだった。バイオフィルムは、物の表面に

付着して増殖した細菌が、複合多糖類を主成分とする層状の構造物を作ることによって形成される。多糖類〔ブドウ糖や果糖などの単糖分子が多数重合した物質の総称で、デンプン、グリコーゲン、セルロースなどの多くの多糖類が生体内でさまざまな役割を担っている〕を材料としてビルを建てるようなもので、その全長は細菌1個の長さの10〜50倍に及ぶこともある。バイオフィルムは乾燥などの環境変化や、人間が使用する殺菌剤や抗菌薬から細菌の身を守るシェルターとして働く。バイオフィルムの内部はかなり組織化されていて、細菌たちは自分が棲む「バクテリア・タウン」を維持するためにさまざまな役割を引き受けている。

　どうしてそんなことができるのかって？　信じられないかもしれないが、実は、細菌たちはコミュニケーションを取っている。人々が言葉を発して会話するのと同じように、細菌たちはアシル化ホモセリンラクトンという化学物質を放出して会話しているのだ。放出された化学物質が他の細菌に届くと、遺伝子に作用し、その状況に即した反応が引き起こされる。このような細菌コミュニケーションのメカニズムは「クオラムセンシング（集団感知）」と呼ばれている。クオラムとは細菌の生息環境（同種の菌の個体数や生息密度など）のことで、同種の菌が放出する化学物質を利用してクオラムを感知し、その状況に応じて特定の遺伝子発現をコントロールしているわけだ。細菌集団の規模が大きくなってくると、全体で1つのチームとして動くために、大量の化学物質を放出してコミュニケーションを取るようになる。こうして細菌たちがシェルターに身を隠し、互いにコミュニケーションを取りはじめると、簡単には除菌できず、人間にとって危険な存在にもなりうる。たとえば、誰もが経験する厄介な問題の1つが「歯垢」だ。歯垢は歯の表面に形成されるバイオフィルムで、放置すると歯肉炎や歯周炎などの歯周病の原因になる。そう、毎朝、目覚めるとあなたの歯の表面を覆っていて、いくら歯を磨いても取り除けないものが

あるだろう。あれが、夜のうちに形成されたバイオフィルムだ。

バイオフィルムを形成する細菌は、結膜炎、大腸炎、膣炎、耳炎など、深刻な病気の原因にもなりうる。バイオフィルムが重大な問題となる理由は大きく2つある。1つ目は、単独で動き回る細菌細胞であれば死滅できるような薬剤（抗菌薬や殺菌剤など）に対して、バイオフィルムは強い耐性を示すからだ。2つ目は、バイオフィルムから周期的に細菌細胞が放出され、体内の他の部位や環境内の他の箇所に感染が拡がる可能性があるからだ。細菌性バイオフィルムは医療機器や移植に関しても重大な問題を生んでいる。点滴用チューブ、歯科用インプラント、心臓弁、ペースメーカー、人工呼吸器、コンタクトレンズ、血管拡張用ステントなどの表面にバイオフィルムが形成されれば、全身性感染症を何度も再発することになる。

バイオフィルムは遺伝性疾患の嚢胞性線維症にも大きな影響を及ぼす。欧米系の白人のあいだで嚢胞性線維症はもっとも多く見られる致死性の遺伝性疾患で、米国では小児患者と成人患者を合わせると約3万人に及ぶ。嚢胞性線維症は、慢性的な細菌感染による進行性の肺機能低下を特徴とする。細菌感染に対する治療によっても効果が現れない最大の理由は、感染細菌のバイオフィルム形成能力が高いからだ。

だとすると、われわれが日常的に触れている物の表面は大丈夫なのか？　ご推察どおり、もちろん清潔ではない。ある研究で、シカゴ、ツーソン、サンフランシスコ、タンパにて、店舗、託児所、職場、体育館、空港、映画館、レストランなどの公共の場1061か所を対象とした調査が行われた。血液（ヘモグロビン）、粘液（アミラーゼ）、尿／汗（尿素）などの生化学的マーカーのほか、タンパク質、大腸菌、その他の大腸菌群（土壌、地表の雨水、排泄物に多く含まれ、糞便汚染の指標とされる細菌群）について検査を行ったのだ。いずれも一般的な衛生指標である。その結果、映画館の21％、レストランの51％

で、「きわめて汚染されている」（目に見えて汚れており、$10cm^2$ の範囲内に 200 マイクログラム [μg] を超えるタンパク質が検出された）と判定される場所が見つかった。検査対象とされた場所のうち、「ひどく汚れている」（$10cm^2$ 内のタンパク質量＞200μg）と判定された場所は全対象の 4 分の 1、1 種類以上の生化学的マーカー（血液、尿、汗、粘液）が検出された場所は全対象の 5 分の 1 に及んだ。考えただけでも吐きそうだ。

　携帯電話も細菌の温床になっている。ある研究によれば、医療現場で携帯電話をサンプル調査したところ、75％の電話で 1 種類以上の病原菌が検出された（次に携帯電話を使うときに、この事実を思い出してほしい）。家庭内の状況も似たようなもの。米国の医療情報サービス企業 WebMD の発表によれば、テレビのリモコン、塩コショウの容器、歯ブラシ、パソコン用キーボード、風呂場の浴槽と排水口はとくに汚れている。なかでも排水口の汚れは激しく、81％の家庭でカビなどの菌類が、34％の家庭でブドウ球菌が検出され、ほぼすべての家庭で糞便成分が検出された。いや、まいった。米国のコメディ映画『ボールズ・ボールズ』の「プールのうんち事件」が頭をよぎる。プールに投げ捨てられたチョコバーが騒動を起こす話で、最後はビル・マーレー演じるカールがにおいを確認したうえでチョコバーをかじって見せた。だが、それが本物となると笑い事ではすまない。われわれはチョコバーの話をしているのではないのだ。この本のパート 1 では、どこの家庭にもある物の表面に着目し、タイル張りの床、木製の床、カーペットの上に食べ物を落とした場合の「5 秒ルール」と、レストランで多くの人の手が触れるメニュー表について取り上げる。まずは「5 秒ルール」の謎に挑むことにしよう。チンギス・カンと料理研究家のジュリア・チャイルドも登場するので、彼らがこの問題にどう関わっているのかもぜひご覧いただきたい。

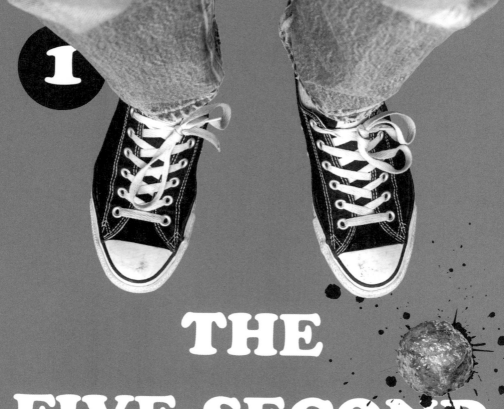

THE FIVE-SECOND RULE

Chapetr 1
5秒ルールは正しい？
床に落とした食べ物をすぐ拾ってもダメなわけ

　想像してみよう。あなたはゴディバのダークチョコレートをうっかり床に落としたが、すぐに拾い上げた。その瞬間から、あなたの頭のなかで天使と悪魔がささやきはじめる。天使はチョコレートを捨てさせようとする。危険な微生物が付着していたら、体調を崩すかもしれないし、もっと深刻な事態に陥るかもしれないからだ。けれども悪魔は、気にせずに食べろと言う。床に危険な微生物がいたとしても、あの有名な「5秒ルール」を適用すれば問題ない、と言うのだ。

　3秒ルール、5秒ルール、あるいは10秒ルールとして知られる俗説では、食べ物を床に落としても、微生物が床面から食べ物に移る前に素早く拾い上げれば食べても大丈夫だとされている。食品生産業界や外食産業界では、非衛生的な床面や台上に落とした食品は廃棄するのが常識になっている。ところが、食べ物を不潔な場所に落としても、すぐに拾えば大丈夫だという認識が巷には存在する。子供に5秒ルールを実践させれば免疫機能が高まると主張する科学者までいるくらいだ。それならいっそ、下水を飲めばいい。さぞかし免疫機能が高まることだろう――ただし、死なずに済めばの話だ。巷の俗説のなかには科学的根拠に基づくものもあるが、たいていの俗説は出どこ

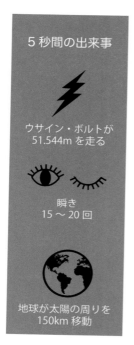

ウサイン・ボルトが
51.544mを走る

瞬き
15〜20回

地球が太陽の周りを
150km移動

ろが不明である。そもそも、食べても安全かどうか
を決める基準として秒数を用いるのは正しいのか？
実際には床面との接触時間よりも床の汚染の程度の
ほうが大きく影響するという事実を、これからご覧
に入れよう。

5秒ルールの起源

　落とした食べ物をどうすべきかについて、一説で
は、最初にルールを定めたのはモンゴルの英雄チン
ギス・カン（1162〜1227）だと言われている。彼
は部族長らを集めた宴会で「カン・ルール」を定め
ていたそうだ。下に落ちた食べ物は、チンギス・カ
ンが何も言わないかぎり、捨てられずに戻された。
なぜなら、チンギス・カンのために用意された料理
は特別なものばかりなので問題など起こるはずがな
いとされていたからだ。

　実のところ、微生物に関する知識やヒトの病気との関係は当時まだ
ほとんど知られておらず、わかってきたのは人類の歴史のなかでもご
く最近のことだ。そのような知識が得られるまでは、落ちた物を拾っ
て食べるのを避けたり禁止したりする発想はおそらくなかったのだろ
う。微生物は目に見えない
ので、目に見える汚れさえ
払えば何も問題ないと考え
られていた。

　米国のテレビ番組でフラ
ンス料理を紹介して一躍有

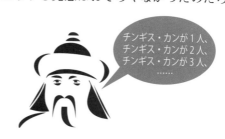

チンギス・カンが1人、
チンギス・カンが2人、
チンギス・カンが3人、
……

名になった料理家のジュリア・チャイルド
（1912 〜 2004）も、すぐに拾えば大丈夫だと
いうルールの浸透に一役買った可能性がある。
彼女は美味しそうな料理を作りながら、こぼ
れた食材をちょくちょく拾っていた。学術系
のニュースサイト「カンバセーション」の執
筆者ジェシー・シャンズルは、そんなチャイ
ルドに関する話が誤った内容のまま有名にな
り、そのせいで「5秒ルール」が世間に浸透し
たことを突きとめた。

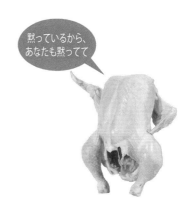

黙っているから、
あなたも黙ってて

　巷では、料理番組「ザ・フレンチ・シェフ」に出演していたチャイ
ルドが、床に落とした子羊の肉（鶏肉あるいは七面鳥の肉だと言う人
もいる）を拾い上げ、「誰も見ていないのだから、言わなければわか
りません」とコメントした、という話がまことしやかに囁かれてい
る。だが実際は、肉ではなくポテトパンケーキを、床ではなくコンロ
の上に落としただけだった。それをフライパンに戻しながら「失敗し
ても拾って戻せば大丈夫。どうせ誰も見ていませんから」と言ったの
だ。しかし結局は、間違って記憶された話のほうが大衆文化に根づい
てしまった。

研究ごとに異なる結論

　5秒ルールを検証する試みは、テレビ番組や学術系のニュースリ
リースで何度か行われているが、発表されている研究論文は2本の
みで、そのうちの1本はわれわれの研究室によるものだ。
　5秒ルールに真っ向から取り組んだ最初の研究は、2003年にイ
リノイ大学のプレスリリースで発表された。大腸菌を塗り付けたビ

ニール製のタイルの床に、クマの形をしたグミとねっちりした食感の
ファッジクッキーを落とすというものだった。大腸菌は5秒以内に
床からグミとクッキーに移っていた。しかし、移った菌の数は報告さ
れていない。

その論文の著者らは、学部生を対象とした調査をもとに、次のとお
り、拾った物を食べるかどうかは拾った人物の性別と落ちた食べ物の
種類に影響されることも明らかにしていた。

- 5秒ルールについて知っていると回答したのは女性の
70％、男性の56％だった。その大多数が、美味しい食
べ物を落としてしまったときの後始末の方法を決める際
に5秒ルールを適用すると回答した。

- 床に落ちた物を食べる割合は、女性のほうが男性より
も高かった。これは予想外だったのでは？　女性のほう
が男性よりも食べ物を無駄にしたがらないということ
か？

- クッキーとキャンディのほうが、カリフラワーとブ
ロッコリーよりも、拾って食べられる割合がはるかに高
かった。これは予想どおりだ！

米国の民放テレビ局ディスカバリー・チャンネルの人気番組『怪し
い伝説』でも、2005年10月19日の放送で同様の検証実験が行われ
た。いくつか実験をしたあとで、司会のジェイミー・ハイネマンとア
ダム・サヴェッジは、床面との接触時間（2秒または6秒）は細菌が
食べ物に移るかどうかの決定要因ではないと結論づけた。湿った食べ
物（燻製肉）と乾いた食べ物（クラッカー）を細菌のいる床に落とし
てから拾い上げたところ、燻製肉の表面にはクラッカーよりも多くの

細菌が付着していた。接触時間が2秒の場合と6秒の場合で違いがみられるかどうかについては、確かめるには実験回数が少なすぎるとアダムが説明していた。培養皿を店周辺のさまざまな場所に放置する簡易実験では、トイレの便座のほうが店の床よりも清潔であることを示す結果が出た。ただし、この番組の他の放送回と同じく、行われた実験は統計学的にデザインされたものではない。実験条件の詳しい説明もなく、対照実験も行われておらず、「より清潔」というのが具体的にどういう意味なのかも明確にされていない。

　つまり、2006年の時点でこのテーマについて査読付きの科学論文として発表されていたのは、われらがクレムソン大学の研究だけだった。われわれは、細菌に汚染された床面に食べ物が接触した場合に、接触時間によって床面から食べ物に移動する細菌の数が変化するかどうかを調査した。詳細については本章で後述するが、簡単に言えば、①正方形のタイル片、カーペット片、木片に細菌を塗布し、②その表面に食べ物を重ね、③食べ物に移動した菌の数を調べた。

　その1年後の2007年、コネティカットカレッジで生物学を学ぶ2

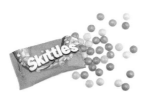

人の学部生による実験結果が報告された。それによれば、「スキットルズ」というフルーツキャンディ〔外側がマーブルチョコレートのようにコーティングされているソフトキャンディ〕を学内の食堂や軽食堂の床に落とし、30秒後に拾ったところ、食べても安全だった。また、床面で1分以上放置したリンゴのスライスも、食べても安全だった。ただ、床の汚染レベル（病原菌を含む）についての記載はなかった。彼らの実験結果は、そもそも床の汚れがどの程度だったのかに左右されていた可能性が高い。「食べるべきか否か：『5秒ルール』は実は『30秒ルール』だったことを大学4年生が発見」と題された

その記事は、「食堂の床に5秒、10秒、30秒間放置された食品の表面に細菌は見つからなかった」と結論づけていたが、この結論はわれわれをいくぶん困惑させるものだった。食べ物の表面が湿っている場合と乾いている場合の細菌の付着の仕方について調べた他のほぼすべての研究結果に反していたからだ。2014年には、英国バーミンガムのアストン大学の研究者らがプレスリリースを発表し、カーペット、タイル、ラミネート加工されたフロア材の表面に存在する大腸菌やブドウ球菌がトースト、パスタ、キャンディに移るかどうかは接触時間に有意に影響されると報告した。このプレスリリースでは、回答者の87%が床に落ちた物を食べる、または食べたことがあると回答したことも報告されていた。

2016年1月には、テレビで人気の科学番組「ザ・クイック・アンド・ザ・キュリアス」で、NASAの技術者であるミック・ミーチャムが公園の地面に落としたクッキーを道行く人に勧める様子が放送された。この番組では、湿り気のある食べ物の場合、地面に落としてから拾うまでの時間を3秒から30秒に延ばすと、表面に付着している細菌の数は10倍以上に増えると説明されていたが、データや検証結果による裏付けはなかった。

そして2016年、コネティカットカレッジの研究の9年後、このテーマに関する2本目の査読付き論文が、米国ニュージャージー州のラトガース大学から発表された。結果は2006年のわれわれの論文と同様だったが、より幅広い種類の食べ物と細菌が調査対象に含まれていた。スイカ、パン、バターを塗ったパン、グミを、タイル、ステンレス、木材、カーペットの床面に0秒、5秒、30秒、300秒間接触させる実験を行い、食べ物に移る細菌の数は食べ物の種類によって

大きく異なることを明らかにした。細菌の数が多かった順に
並べると、次のようになる。

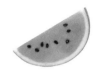

　　スイカ＞パン＝バターを塗ったパン＞グミ

やはり、2006年のわれわれの報告と概ね同じ傾向がみられる。

多くの要因が影響する

　床に食べ物を落としてしまったときに、病原性微生物を一
緒に摂取するリスクを伴わずに拾って食べることはできるの
か？　「5秒ルール」を検証した査読付きの研究論文は、つ
い最近まで1本しかなかったが、2本目の査読付き論文が登
場したことで、ようやく答えが決定づけられた。どうやら5
秒ルールは迷信にすぎないようだ。ここに至るまで、研究ご
とに異なる結論が導き出されてきたのは、研究のデザインや
実施方法に問題があったからだ。たとえば、コネティカット
カレッジの学部生らは、学内の人々が日常的に食事をする場
所の床面を調査対象に選んだ。実生活の一場面を切り取っ
たわけだ。さて、彼らは本当に「5秒ルールを検証した」の
か。ひょっとして、学食の床に微生物がいるかどうかを調査
したにすぎないのではないか。われわれは後者だったと考え
る。なぜなら、食べ物が接触した床面の汚染レベルを測定せ
ずに実験を行っているからだ。

　実は、細菌がいる床面に食べ物が接触すれば、細菌はすぐ
に食べ物に移る。これは決定的な証拠によって裏づけられて
いる事実だ。床に落ちた食べ物を拾って食べるのは、シー

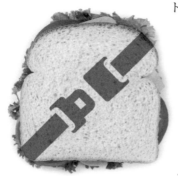

身を守りたければ、
シートベルトを！

トベルトを締めずに車を走らせるのと同じである。シートベルトをしていなくても、無事故のまま人生を終える人はいるだろう。だからといって、シートベルトは身を守る役に立たない、ということにはならない。同様に、床に落ちた物を拾って食べても、その床が汚染されていなければ、リスクにはならない。しかしそれは、落ちた物を拾って食べても危険ではないことを示す証拠にはならない。床面に接触した物を食べることに伴う安全性リスクには、多くの因子が影響する。床にいる微生物の数と種類、口に入った微生物の数、病原体の有無、接触面と微生物の表面特性の組み合わせ（帯電性、疎水性など）、食べた人の健康状態にも左右されるし、他にもさまざまな影響因子が考えられる。

われわれの研究

　想像してみよう。あなたはボローニャサンドイッチを作ろうとしている。そして、ボローニャソーセージのスライスをサンドイッチ用の食パンに挟もうとした瞬間、タイル貼りの調理台の上にソーセージを落とした。さて、拾い上げてパンに挟んでも大丈夫だろうか？　落としたのが床の上だったらどうだろうか？　あるいは、パンを調理台の上に直接置いてサンドイッチを作ってもかまわないだろうか？　これらの疑問に答えるために、われわれは2つの実験を行った。1つ目の実験では、タイル片、カーペット片、木片の上に食材を落とし、拾い上げた食材に細菌が付着してくるかどうかを調べた。2つ目の実験では、タイル表面での細菌の生存期間を調べ、そ

のタイル表面の「危険」な状態、つまり、他愛ない「5秒ルール」によって人々の免疫システムが知らないうちに試される状態がいつまで続くのかを調べた。

実験 1-1
ネズミチフス菌は5秒、30秒、60秒間だけで移動できる？

材料と方法

　あらかじめネズミチフス菌（*Salmonella* Typhimurium）を塗布しておいたタイル片、カーペット片、木片の上に、ボローニャソーセージのスライスまたはサンドイッチ用の食パンを落とした。ネズミチフス菌はサルモネラ属の一種で、多くの食中毒の原因になっている病原菌だ。この細菌のゲノム配列に基づく正式な学名は、サルモネラ・エンテリカ亜種エンテリカ血清型ティフィムリウム（*Salmonella enterica* subspecies *enterica*, serotype Typhimurium）だが、長すぎるので、ネズミチフス菌（*S.* Typhimurium）と呼ぶ。落とした食材を5秒、30秒、60秒間放置したあとで拾い上げ、付着した細菌の数を測定するための検査を行った。また、細菌を塗布したサンプル片を5分間、2時間、4時間、8時間、24時間静置して乾燥させたあとで食材と接触させた場合についても、ボローニャソーセージとパンの表面に付着したネズミチフス菌の数を測定した。

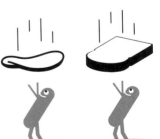

実験の詳細

　まず、実験対象となる3種類のサンプル片（タイル片、カーペット片、木片）の表面をオートクレーブ（高温高圧の飽和水蒸気で滅

菌するための装置）に入れて無菌化した。次に、純粋培養したネズミチフス菌を各サンプル片に塗布した。この実験に用いたネズミチフス菌の環境分離株〔本来の生息環境から分離された微生物の培養物。患者から分離された「臨床分離株」などと区別される〕は、1000ppm〔ppm：parts per million。100万分のいくらかという割合を示す単位〕のナリジクス酸（抗菌薬）に耐性を示した。この耐性のおかげで、自然に存在する他の細菌に干渉されることなくネズミチフス菌を培養することができ、細菌数のカウントもスムーズに行えた。再現性をみるために実験は3回繰り返し、塗布用のネズミチフス菌は毎回新たに培養して調製したものを使用した。

　細菌を塗布したサンプル片を用意する際は、24時間培養したネズミチフス菌を遠心分離機にかけて細菌細胞を収集し、それを0.1%減菌ペプトン水に懸濁させ、ワーキング濃度が$10^{7 \sim 8}$CFU/mLになるように調製した〔「ペプトン」は蛋白質を加水分解したもので、微生物の栄養源として適している。また「懸濁」とは、液体中に固体の微粒子が分散した状態のこと〕。CFUとは、コロニー形成単位（colony-forming unit）の略で、懸濁液を培養皿に塗り広げて培養したときにできるコロニーの数を表す。各コロニーは1個の細菌細胞から増殖して形成されると推定されるので、形成されたコロニーの数を数えれば、懸濁液に含まれていた細菌細胞の数を推定できる。$10^{7 \sim 8}$CFU/mLの細胞懸濁液1mLを、10cm×10cmの3種類のサンプル片（タイル片、木片、カーペット片）それぞれの表面に、減菌したガラス製のコンラージ棒（寒天培地などの表面に菌液を均等に塗布するための器具）を用いて輪を描くように塗り広げた。

　細菌を塗布する前には、タイル片（アメリカン・オレアン社の施釉セラミックタイル）、カーペット片（ロウズで販売されていた手織りカーペットST103 Stratos）、木片（ブルース社のポリウレタン塗装

硬質床材、アームストロング社によるデュラ・ラスター・プラス・ウレタン塗装）の表面を5分間、空気乾燥させた。塗布後、各サンプル片を21℃、相対湿度50％に設定した環境室に入れて5分間、2時間、4時間、8時間、または24時間静置したあと、無菌条件下で10cm×10cmの大きさにカットされたボローニャソーセージのスライスを細菌塗布済みのサンプル片の表面に重ね、接触

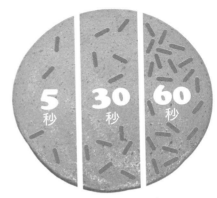

（図1、2も見てね）

時間5秒、30秒、または60秒の時点で取り除いた。滅菌されたストマッカー袋〔細菌などの検査に用いる機材（ストマッカー）用の袋〕の中で、ボローニャソーセージスライスの表面を0.1％ペプトン水10mLで洗浄し、さらに、袋ごと30秒間揉むようにして、ボローニャソーセージスライスの表面に付着している細菌細胞を回収した。食パンの場合もこれと同じ手順で、細菌塗布済みのセラミックタイル片のみについて調べた。

統計学的解析

　統計学的解析はサンプル片ごとに行った。各実験は日を変えて3回繰り返し、毎回新しい材料を使用した（実験1回につき解析は正副2回実施した）。主な作用因子——細菌塗布後の静置時間とボローニャソーセージ（またはパン）——とそれらの相互作用を検証し、統計解析システム（SAS）を用いて、有意水準5％として統計学的な差を測定した〔「SAS（サス）」とは、専門的な知識がなくても簡易に統計計算ができるコンピューターソフトウェアのひとつ〕。

実験 1-1 の結果：打ち砕かれた神話

　われわれの実験結果は「5秒ルール」の神話を決定的に打ち砕くものだった。たった5秒の接触時間でも細菌はボローニャソーセージに移動することがわかったのだ。つまり、食べても安全とは言えないことが実証された。しかし、統計学的解析では、接触時間が30秒、60秒と長くなるにつれ、より多くの細菌が移動することも明らかに

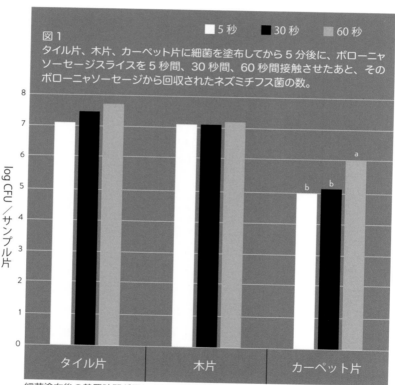

図1
タイル片、木片、カーペット片に細菌を塗布してから5分後に、ボローニャソーセージスライスを5秒間、30秒間、60秒間接触させたあと、そのボローニャソーセージから回収されたネズミチフス菌の数。

■5秒　■30秒　■60秒

log CFU／サンプル片

タイル片　　木片　　カーペット片

細菌塗布後の静置時間が同じである実験範囲内で有意水準5％の有意差が認められた場合には、グラフの棒にa、bの文字を添えている。文字が添えられていない棒では、有意水準5％で統計学的に有意な差が認められなかった。

なった（図1、2）。5秒ルールは正しいと主張する人がいるのはこのためだ。

サンプル片の表面に細菌が塗布されてからボローニャソーセージスライスが重ねられるまでの静置時間が長いほど、ボローニャソーセージに移ったネズミチフス菌の数は少なかった（図1、2）〔「静置」とは、攪拌などを行わず、静止した状態で置くこと〕。静置時間が長くなると、なぜ、ソーセージに付着する細菌の数が減るのか？　これにはいくつかの要因が考えられる。1つ目の要因として、タイル片、木片、カーペット片の表面には細胞の生存に欠かせない必須栄養素が十分になく、そのせいで細菌細胞が死滅した可能性がある（思い出してほ

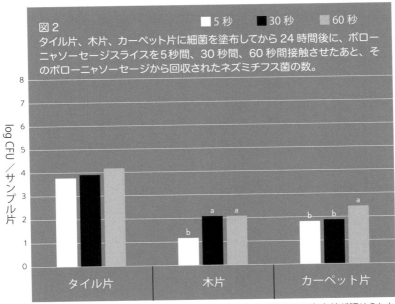

図2
タイル片、木片、カーペット片に細菌を塗布してから24時間後に、ボローニャソーセージスライスを5秒間、30秒間、60秒間接触させたあと、そのボローニャソーセージから回収されたネズミチフス菌の数。

細菌塗布後の静置時間が同じである実験範囲内で有意水準5％の有意差が認められた場合には、グラフの棒にa、bの文字を添えている。文字が添えられていない棒では、有意水準5％で統計学的に有意な差が認められなかった。

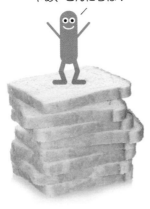

やあ、こんにちは！

しい。細菌にも栄養が必要だ）。2つ目の要因としては、サンプル片に細菌が塗布されてからの経過時間が長くなるほど、サンプル片に対する細菌細胞の付着力が物理的に強まる可能性が考えられる。付着力が物理的に強まれば、サンプル片からボローニャソーセージに移る細菌細胞の数は減ることになる。また、3種類のサンプル片から回収される細菌数にばらつきが生じた要因としては、素材ごとの表面積の違いが考えられる。カーペット片の表面積がもっとも広く、表面がより滑らかな木片、タイル片と続くことになる。

お気づきだろうか。図1、2に示したグラフでは、ネズミチフス菌の数は10を底とする常用対数（$\log_{10}$）で表されている。細菌数は非常に大きな数になり、対数的もしくは指数関数的な増殖——そして死滅——のパターンを見せるので、このように表されることが多い。常用対数の値を通常の数（真数）に変換するには、先頭の数字の後ろに対数の値の数だけ桁を増やせばよい。たとえば、対数の値が6であれば、1の後ろにゼロを6個並べればよい（1,000,000）。

われわれは、カーペット片、木片、タイル片の結果を比較し、いくつかの差に気づいた。細菌を塗布してから5分後に接触させたときには、カーペット片からボローニャソーセージに移った細菌の数が、タイル片または木片から移った数と比べて少なかった（図1）。一方、細菌を塗布してから24時間後に接触させた場合には、タイル片からボローニャソーセージに移った細菌の数が、木片またはカーペット片から移った数と比べて有意に多かった（図2）。さらにわれわれは、接触時間（5秒、30秒、60秒）によってサンプル片からソーセージに移る細菌数に変化がみられるかどうかを観察し、統計学的な有意差を

見出した。総じて、接触時間が長いほど、ソーセージ表面の細菌数は多かった。

　それでは、サンドイッチ用のパンではどうだろうか？　パンの表面はボローニャソーセージよりも乾いているので、セラミックタイル片の上に落とした場合に付着する細菌数は減るのではないかと考える読者もいるだろう。しかし、早まってはいけない。細菌塗布後の静置時間を0時間から24時間まで5通りに変化させてみたが、いずれの場

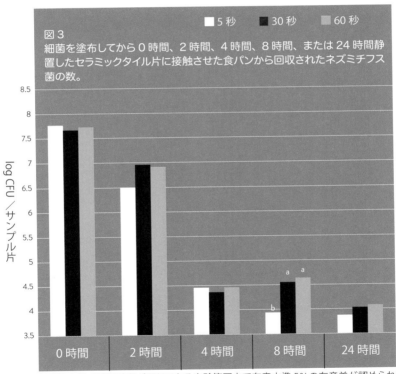

図3
細菌を塗布してから0時間、2時間、4時間、8時間、または24時間静置したセラミックタイル片に接触させた食パンから回収されたネズミチフス菌の数。

細菌塗布後の静置時間が同じである実験範囲内で有意水準5％の有意差が認められた場合には、グラフの棒にa、bの文字を添えている。文字が添えられていない棒では、有意水準5％で統計学的に有意な差が認められなかった。

合もパンの表面にはかなりの密度でネズミチフス菌が付着していた。パンを接触させるまでの静置時間が長くなるにつれ、パンに移った細菌の数は減少傾向にあった（図3）。なぜ、静置時間が長いほどパン表面の細菌数が少ないのか。ボローニャソーセージのときと同じく、まず、セラミックタイル片の表面には細胞の生存に必要な必須栄養素が十分になく、そのせいで細菌細胞が死滅した可能性がある（そう、細菌にも栄養が必要だ）。また、タイル片に細菌が塗布されてからの経過時間が長くなるほど、タイル片に対する細菌細胞の付着力が物理的に強まる可能性も考えられる。付着力が物理的に強まれば、タイル片からパンに移る細菌細胞の数は減ることになる。

実験 1-2
ネズミチフス菌は招かれざる客なのか？

材料と方法

　食べ物は、細菌に汚染されてからしばらく時間が経っている床に落ちることもある。そこでわれわれは、セラミックタイル表面で細菌がどれくらい長く生存できるものなのかを、最長1ヵ月まで調べた。まずセラミックタイル片を滅菌してから、その表面に、さまざまな種類の栄養素をさまざまな濃度で含有する3種類の溶液のうちの1つに懸濁させたネズミチフス菌を塗布した。塗布後はタイル表面を5分間、空気乾燥させたあと、21℃、相対湿度50％に設定された環境室に静置し、1週間、2週間、3週間、4週間後に細菌の生存数を測定した。また、先述の3種類の栄養豊富な溶液にネズミチフス菌を懸濁させ、そのような栄養液が細菌の生存の助けになるかどうかを判定した。われわれがこのような研究デザインを採用したのは、実生活でも、落とした食べ物が接触する床は食べかすや液体で汚れているこ

とが多く、そのような状況を模倣することで、より現実的なシナリオ
になると考えたからだ。

実験の詳細

　実験 1-1 に記載したのと同じく、ネズミチフス菌の環境分離株を
使用した。ただし、実験 1-1 とは異なり、オートクレーブで滅菌し
た 10cm×10cm のタイル片（アメリカン・オレアン社の施釉セラ
ミックタイル）に塗布する際には、0.1％ペプトン水、1.0％トリプチッ
クソイブロス液体培地（好気性菌の培養に用いられる高栄養培地）、
または 10％トリプチックソイブロス液体培地のいずれかに 7 〜 8log
CFU/mL の濃度で懸濁させたものを 1mL 使用した。細菌細胞を回収
する際には、滅菌したストマッカー袋〔細菌などの検査に用いる機材（ス
トマッカー）用の袋〕の中でタイル表面を 0.1％ペプトン水 10mL で洗
浄したあと、袋ごと 30 秒間揉むようにして、タイル表面に付着して
いる細菌細胞を回収した。次に、回収された細菌を 0.1％ペプトン水
で連続希釈したあと、1000ppm ナリジクス酸（抗菌薬）含有トリプ
チックソイ寒天平板培地（ディフコ社製）の培養皿 2 枚に塗り広げ、
21℃で 48 時間培養した。培養後に培養皿 1 枚あたり 25 〜 250 個の
コロニーが形成されている場
合のみ、コロニー数を測定し、
1cm^2 あたりのコロニー形成
単位（CFU/cm^2）や 1cm^2 あ
たりの対数 CFU（log CFU/
cm^2）へと換算した。各静置
時間での測定実験は 3 回繰り
返し、毎回、正副 2 枚の培
養皿を用いて実施した。つま

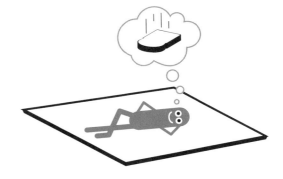

り、静置時間ごとに計 6 回の観察を行ったことになる。

実験 1-2 の結果：長時間経っても生き残る

　ネズミチフス菌は、なかなか厄介な客だ。タイル片の表面に居ついたあと、1 ヵ月間（28 日間）居座っていた（図 4）。最初の 1 時間ほどは、タイル表面は完全に乾いているように見え、生きた細菌が生息しているようには見えない。ところが 28 日後、タイル表面からは 3000 〜 3 万ものネズミチフス菌が検出された。細菌数は、餌になる栄養素が多い場所（10％トリプチックソイブロス液体培地）でより多く検出された。タイル片には 1 億個の細菌細胞を塗布した。これは膨大な数だ。しかし、汚れのひどい場所にはこれくらいの数の細菌が自然に生息しているものだ。生存能力のあるネズミチフス菌細胞は、培養 28 日目にもかなりの密度で検出されたことから、さらに長期にわたって生存できるものと考えられる。

　この結果にショックを受ける読者もいるかもしれないが、微生物の世界では当たり前の結果である。胞子を形成できる細菌（クロストリジウム属やバチルス属）の場合、胞子となって休眠状態で数年間は生き延びることが知られている。実際に、エジプトのファラオの墓で見つかった細菌の胞子（なかでも細菌内部に形成されて厚い殻をもつ芽胞）は、数千年の休眠を経て発芽・増殖したし、2500 万〜 4000 万年間も琥珀に閉じ込められていたハナバチから採取された細菌の芽胞でも再生が確認されている。「胞子」と「芽胞」という用語は、ほとんど同じ意味で使われることも多いが、本来は意味が異なる。「芽胞」は内生胞子とも呼ばれ、母体となる細菌の内部で生成される胞子を意味する。一方、「胞子」は多種多様な植物、藻類、真菌類、原生動物、細菌類の生活環の一部をなす形態を表す用語であり、厳密には休眠しておらず、生殖可能な活動状態にある。このような耐久性の高い芽胞

を生成できない細菌も、乾燥した場所で数日から数週間は生き延びることができる。他の研究によれば、サルモネラ属の細菌はラミネート加工された調理台の上でも24時間以上、生き残ることができる。大腸菌とサルモネラ属の細菌は、衣服、手、用具の表面でも最長2日間、生き残っていた。

　ご存じかと思うが、サルモネラ属は生鮮食品によくみられる食中毒性の病原菌であり、二次汚染を引き起こす可能性もある。細菌による汚染面に一緒に付着している栄養素の濃度は、その場所で生き残れる細菌の数に影響する。われわれの研究では、10％に希釈された高栄養液体培地に懸濁された細菌の場合、1％液体培地または0.1％ペプ

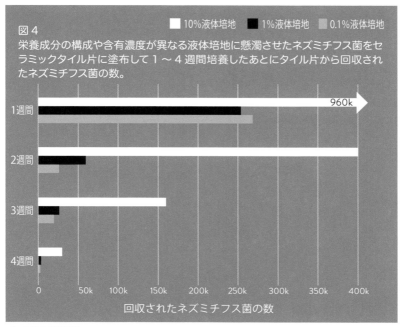

図4
栄養成分の構成や含有濃度が異なる液体培地に懸濁させたネズミチフス菌をセラミックタイル片に塗布して1〜4週間培養したあとにタイル片から回収されたネズミチフス菌の数。

凡例：■10％液体培地　■1％液体培地　■0.1％液体培地

回収されたネズミチフス菌の数

〔k：1,000を表す〕

トン水に懸濁された細菌に比べて、4週間後まで生き残った数が多かった（図4）。

　他にも面白い事実がわかった。サルモネラ属はカーペットが好きらしい。われわれは、0.1％ペプトン水に懸濁させて、タイル片、木片、カーペット片に塗布したネズミチフス菌がどれくらい生存できるのかを24時間にわたって検証した。その結果、3種類のサンプル片の表面にネズミチフス菌を塗布してから最初の24時間は常に、カーペット表面の細菌数がタイル片と木片を大きく上回った（図5）。この結果はおそらく、カーペット片の表面積が他のサンプル片よりも大きいこと、そして、乾燥に時間がかかりやすいことに起因しているものと考えられる。

　もうひとつ、興味深いことがわかった。カーペット片から食べ物の

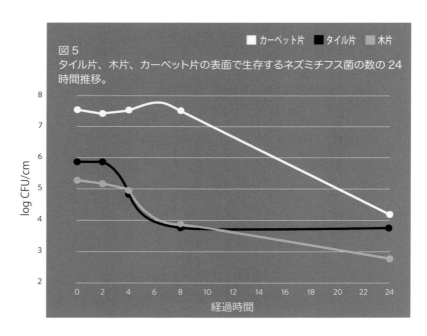

図5
タイル片、木片、カーペット片の表面で生存するネズミチフス菌の数の24時間推移。

表面に移る細菌の割合（0.5％未満）は、タイル片および木片（5〜69％）と比べて非常に低いことがわかったのだ（表1）。それでも、カーペット表面にはそもそも多くの細菌が生存しているため、細菌の移動は24時間を通して発生した。カーペットの表面は繊維で覆われているため波状の凸凹があり、細菌が生息可能な表面積が非常に大きい。それに比べると、タイルや木の床材の表面積は小さい。接触時間が短いうちは、細菌細胞はカーペット全体に広く分布しており、食べ物と接触する面積は全体のほんの一部だ。そのため、移動する細菌の割合は小さくなる。

　細菌は、食べ物と接触して移動するその時まで、しばらくは物の表面で生存できる。たとえば、ラミネート加工された調理台が、サルモネラ属の一種であるゲルトネル菌（*Salmonella* Enteriditis）に汚染されている卵で汚れたときに、ゲルトネル菌は調理台の表面で24時間生存できた。他の研究でも、細菌はステンレス台からキュウリ、ステンレス台からレタス、まな板からレタスに移ることが報告されている。表

表1
各種サンプル片の表面からボローニャソーセージスライスまたは食パンに移動したネズミチフス菌の割合。移動率は、食材との接触後にサンプル片の表面に残っていた細菌数とサンプル片に塗布した細菌数との対比から計算した。

静置時間	ソーセージ／木片	ソーセージ／タイル片	ソーセージ／カーペット片	食パン／タイル片
（時間）	移動率（％）			
0	47.9	68.5	0.1	48.7
2	30.5	40.0	0.4	44.8
4	5.5	14.7	0.1	5.7
8	13.1	48.6	0.02	16.1
24	9.7	25.9	0.2	32.7

面を乾燥させれば細菌数は減少するが、ステンレス台の表面を 2 時間乾燥させたあとも、カンピロバクター菌種とサルモネラ菌種の数は 5.5 log CFU から 4.0 log CFU までしか減少しなかった。

考えてみよう

　落とした物を拾って食べるのは、一日中、人々に踏まれ、ペットに踏まれ、あるいはペット以外の動物がさんざん走り回った場所から取って食べるのと同じことだ。考えてみてほしい。その場所で、動物が用を足していたかもしれない。平均的な成犬が 1 年間に排泄する糞の量は約 100kg を超える。米国には 7800 万〜 8300 万匹の犬がいるので、米国内で年間に排泄される犬の糞の総量は約 200 億 1000 万トンに及ぶことになる。そして、犬たちが糞をしたその場所に、食べ物を落とし、拾って食べる人がいるわけだ。排泄物は糞だけではない。体重約 4.5kg の犬は、毎日約 250mL の尿を出す。約 8000 万匹となれば、毎日約 1.9 万キロリットル（kL）、年間約 720 万 kL に及ぶ。あなたも、道端で犬が用を足しているのを見たことがあるのでは？　そんな場所を歩くのは、便器の中を歩いているようなものだ。

　シートベルトを装着することで事故による傷害リスクを大きく軽減できるのと同じように、落とした物を拾って食べないようにすれば、床や地面との接触面に病原菌、つまり病気の原因になる細菌が付着していた場合も、病気になるリスクを大きく軽減できる。昔から親たちは「土は食べられるし、食べれば病気にならない」と子供に言い聞かせてきた。確かに、さまざまな微生物に身を曝すことで免疫系が強化される可能性はある。しかし、われわれを取り巻く環境のなかには、あなたを病気にする細菌、ウイルス、寄生虫も存在する。

　もうひとつ、よく言われる意見として、発展途上にある異国や異

文化のなかで暮らす人々は食品衛生に無頓着でも生き残ることが多い、というものがある。確かにそうだ。しかし、昔の世代の人々は現代人ほど長生きではなかったのも事実だし、発展途上国で暮らす人の多くが、汚染された食物や水のせいで胃腸炎を頻繁に起こして苦しんでいるのも事実だ。しかも、細菌やウイルスは絶えず環境に適応するため、より致命的な菌株が生まれることもある。

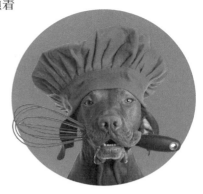

　このように、5秒ルールを実験室で検証してきたことで、われわれは次のことを学んだ。汚染された物を食べたときに病気になるかどうかは、病原菌の量、病原菌の毒性、そして、あなたの健康状態によって決まるのだ。

2

ARE YOU READY TO ORDER?

Chapter 2
ご注文はお決まりですか？
レストランのメニュー表には要注意！

　今、あなたが手にしているそのメニュー表は、これまでにどれだけの人に触られてきたことか。簡単にいえば、ありとあらゆる人に触られてきたはずだ。レストランで料理を注文するときに、そのことに思いを馳せたことはあるだろうか？　レストランのメニュー表には、その店に立ち寄ったすべての人、その店のすべての従業員が触れている。そのメニュー表が清潔かどうか、自分が触れる前にどんな人が触れたのかを気にする人はほとんどいない。だが実は、メニュー表はディナーからディナーへと細菌を引き継ぐ媒体になっている可能性が高い。その際には、メニュー表がどのような材質でできているのかも重要となる。細菌が移る速度は、ラミネート加工されたメニュー表のほうが紙製のものより速いからだ。

　米国人の外食頻度はきわめて高い。米国レストラン協会の報告によれば、2015年、米国内にある100万軒を超えるレストランの売上は7830億ドルだった。毎日、10人に4人は外食している。2016年には、着席型のフルサービスのレストラン利用者は1900万人、ファーストフード型飲食店の利用者は465万人だった。外食には調理人や給仕係として多くの人が関わるため、米国の労働収入の19％は食産

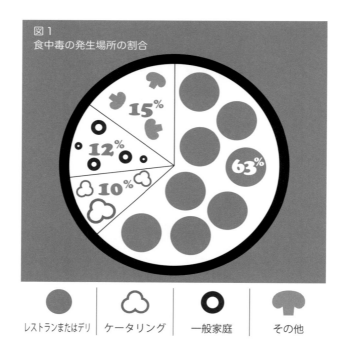

図1
食中毒の発生場所の割合

15%

12%

10%

63%

| レストランまたはデリ | ケータリング | 一般家庭 | その他 |

業従事者が占めている。

　あなたは外食のせいで体調不良を起こしたことはあるだろうか？きっとあるに違いない。1998 〜 2015 年のあいだに 1 万 9119 件の食中毒発生が CDC に報告されているが、そのうちの 1 万 3857 件——食中毒発生件数の 72％——については、発生源として単一の場所が特定されており、いずれも食品調理を行う場所だった。CDC の報告では、食中毒発生件数の 63％（1 万 1992 件）がレストランまたはデリの食品調理に関連し、10％（1916 件）がケータリングや宴会施設で提供された料理に関連していた（図 1）。

　英ウェールズのカーディフにあるウェールズ大学のエリザベス・レ

ドモンドとクリストファー・グリフィスは、北米、欧州、オーストラリア、ニュージーランドの疫学データを用いて、一般家庭で調理された食品に関連した食中毒の発生は12%（2314件）にすぎないことを報告している。レストラン、カフェテリア、バーなどの公共の食事の場が食中毒や食品関連疾患の発生場所となる頻度が高いのは、当然である。こうした種類の食施設は、1993〜1998年に英国で発生した食中毒の54%の発生源となっており、米国で発生した食中毒の45%に関連していた。ここで重要なのは、食中毒の大部分は報告されないという事実である。「イントロダクション」で言及したとおり、CDCの推定によれば、米国では年間4800万例の食中毒が発生している。毎年、6人に1人の米国人が汚染された食品が原因で体調不良に陥っていることになる。このような推定は、前述の1998〜2015年に報告された1万9119件の食中毒（患者37万3531例、入院患者1万4681例、死亡者337例）にも部分的に基づいて算出されている。外食頻度の高い人は家で食べる人よりも食中毒になる可能性が高いことが、複数の症例対照研究によって報告されている。読者のなかに、レストラン店内に掲示されている保健衛生評価には何の意味もないと考えている人がいるなら、どうか考え直してほしい。実際に、食品安全評価の低い店では、評価の高い店よりも、多くの客が体調不良を起こしている。

　私たちはすでに、細菌やウイルスが手や物の表面に存在していることをよくよく知っているし、微生物の存在が衛生状態の悪さを表す場合があることも知っている。汚染された物の表面に人々の手が繰り返し接触する状況は、人から人への病気の拡散を促すことになる。そのような状況をもっとも生みやすいのがレストランスタッフだ。トイレ後の手洗いを徹底させるためには、注意喚起の標語を掲示するだけにとどまらない対策が必要だろう。2003年11月にペンシルバニア州

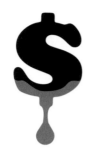で起きた食中毒事件では、1軒のレストランを介して常連客601人がA型肝炎に罹患し、124人が入院し、3人が死亡した。

　では、具体的にはどんな対策が講じられているのか？個人の衛生習慣は、顧客がレストランの食品安全性を評価する際にもっとも重視する指標である。食中毒の大部分は外食に関連するため、公衆衛生局は食中毒の予防と安全な食品取扱習慣の促進のために飲食店の定期検査を実施している。米国カリフォルニア州では、ロサンゼルス郡が毎年約1000万ドルをこの定期検査に費やしている。二次汚染を減らすために有効な介入の1つは、手と食品接触面を衛生的に保つことだ。レストランで食中毒が発生すれば、オーナーは利用客の減少や訴訟費用のせいで財務上の損失を被るだろうし、罰金刑を受けたり、倒産したり、投獄されたりする可能性すらある。

　このような努力は成果をあげているのだろうか？　米国のレストランは地元の衛生当局の検査を受けてはいるが、ある報告によれば、多くのレストラン（60%）では基準以下の食品衛生習慣が日常的に行われている。レストランの食中毒リスクの低さにとくに密接に関連する判定基準は2つある。1つ目は、食品関連疾患の予防に関する知識を有することが実証されている人物が現場責任者であること、2つ目は、二次汚染の予防策が講じられていることだ。

メニュー表は細菌の温床？

　あなたは今、家族と一緒にレストランの席に着き、食事を注文しようとしている。いや、決してあなたの食事を邪魔したいわけではないのだが、公共の場ではありとあらゆる物の表面に細菌が存在するの

で、あなたも細菌に包囲されている可能性が高いことはお伝えしておこう。飲食店のメニュー表は、耐久性を高め、食べ物や飲み物による汚れを防ぐために、プラスチックフィルムでラミネート加工されていることが多い。だが、プラスチック表面は細菌の温床になりやすく、紙製のメニュー表よりも多くの細菌を人から人へ媒介することもわかっている。メニュー表に付着している細菌の数は環境条件にも左右され、それによって消費者への影響も違ってくる。たとえば、食中毒の病原菌となるリステリア菌はプラスチック表面に付着でき、メニュー表から人々の手に移る可能性がある。今、あなたが手にしてい

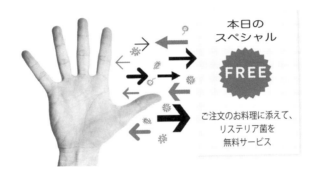

本日の
スペシャル

FREE

ご注文のお料理に添えて、
リステリア菌を
無料サービス

るメニュー表も、おそらくどこかの時点で何かをこぼされ、見知らぬ人々に次々に触られ、細菌だらけになっていることだろう。

こうした事実を知っているからこそ、われわれは、飲食店のメニュー表が細菌の温床となり、人から人へと移る際の媒体となっている可能性について調査することが重要だと考える。そこで、次のような2段階構成で問いを立てた。①メニュー表の表面に付着している細菌の数は平均で何個くらいなのか？　②汚れたメニュー表から手へ、汚れた手からメニュー表へと移動する細菌の数は通常、何個くらいなのか？

われわれ自身で実験する前に、メニュー表と細菌について他の研究

ですでにわかっていることを確認しておこう。サルモネラ属や大腸菌は、プラスチックでラミネート加工されたメニューの表面で最長72時間生存できるが、紙製のメニューの表面では6時間しか生存できなかった（この時点で検出可能限界である100個/cm²未満まで減少）。つまり、ラミネート加工されて表面に湿り気のあるメニュー表の場合は汚染してから最長72時間、紙製のメニュー表の場合は最長6時間、細菌が移る可能性があるということだ。この結果から、ラミネート加工されたメニューの表面では紙製のメニューよりも長く細菌が存続することがわかる。

　では、メニュー表面にはどれほどの数の細菌が付着し、存続しているのか。われわれは実験室に戻り、①無作為に選択した地元のレストランのメニュー表に付着している細菌（好気性細菌群とブドウ球菌）、②手からメニュー表への細菌の移動、③メニュー表から手への細菌の移動について調べることにした。

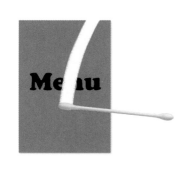

　また、副次的な調査として、利用客の手がもっとも頻繁に触れるのはメニュー表のどの部分なのかを確認する実験も行った。6人の実験参加者に、事前に発光クリーム（サイエンス・ボブ・ストア社のGlo Germジェル）を手に塗ってもらってから、メニュー表を渡した。その後、メニュー表をUVライト（UVP製の8ワットの携帯型）で照らし、手で触れた痕跡がもっとも多く見られる部分を確認した。パデュー大学で以前に行われた研究では、利用客がもっとも頻繁に触れたのはメニュー表の外縁部だった。われわれの実験でも同じ傾向が確認されたが、注文を選ぶ際にメニューの中央部に触れていることも見て取れた。

実験 2-1
細菌が多いのはどんなレストランのメニュー表か？

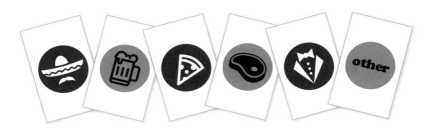

材料と方法

　われわれの微生物学実験に参加するクレムソン大学の学生たちは、物質表面からのサンプル採取用にデザインされた専用の滅菌綿棒を持って、街中に散っていった。エリア内の18店舗（6つのカテゴリーに分類）で、18ヵ月の調査期間中に216サンプルを採取した。採取時間も繁忙時間帯（午前11時30分〜午後2時のランチタイムと午後5時〜午後8時のディナータイム）と閑散時間帯（その他の時間）に分類した。サンプル採取時には、滅菌済みの溶液が入ったキャップ付きのチューブから綿棒を取り出し、同じキャップ付きチューブに綿棒を戻し、保冷バッグに入れて実験室に持ち帰ってから詳細な検査を行った。

実験の詳細

　使いやすく、値段も手頃で、環境表面からの採取に時間がかからないことから、メニュー表からのサンプリングにはサンプル採取用綿棒（3Mスワブ、スリーエム社製）を使用した。綿棒は保冷バッグ（エベレスト・クーラー・バッグ）に入れてレストランに運び、実験室でプレーティング〔細菌数測定のために細菌懸濁液を寒天培地の表面に広げ

て塗布すること〕するまで保冷状態を維持した。メニュー表面からのサンプリング法には、ジグザグ方式（ジグ・ザグ・ジグ・ザグ・ジグの5回）を採用し、これをメニューの左から右、上から下、左上から右下、右上から左下の4方向（ジグザグ回数は計20回）で行った。メニュー表の大きさは、一般的な3つ大きさ（約603cm^2、768cm^2、1207cm^2）に分類された。ジグザグ20回分の直線距離の平均は57cmだった。

実験室に戻ったら、バイオセーフティーフード（Labconco Purifier 36208-02 Class II/A Laminar Flow Biohazard Hood、LABEQUIP社製）〔有害生物が環境中に漏れるのを防ぐために使用される生物実験用の安全設備〕内で、綿棒と滅菌済み0.1％ペプトン水の入ったサンプルチューブを10秒間、手で激しく振って撹拌し、細菌を綿棒から滅菌済み希釈液へと懸濁させた。

メニュー表面の好気性細菌数を数えるために、ブドウ球菌用と生菌数測定（TPC）用のペトリフィルムプレート（スリーエム社）を用いた。ペトリフィルムプレートを37℃の培養室（VWR sympHony Gravity Convection Incubator）内に入れ、ブドウ球菌用は24時間、TPC用は48時間静置した。培養後、コロニー・カウンター（Quebec Darkfield Manual Colony Counter、ライヘルト・テクノロジーズ社）を用いて細菌数を数えた。細菌数は、メニュー表のサンプリング面積15cm^{2}あたりのコロニー形成単位（CFU/15cm^2）として記録した。18店舗で、繁忙時間帯と閑散時間帯のそれぞれに、メニュー表6枚（訪問1回あたり2枚）からサンプルを採取した。解析時には、レストランを次のように分類した。メキシコ料理（4店）、バー（3店）、ピザ屋（2店）、ステーキハウス（2店）、高級店（4店）、その他（3店）。データの解析には、統計解析システム（SAS）を使用した。主効果（繁忙／閑散時間帯、レストランの分類、繰り返し数〔実験結果の信

頼性を高めるために実験を繰り返した数〕、曜日）と主効果間の相互作用については、有意水準5%で統計学的に差があるかどうかを検証した。

実験2-1の結果：ブドウ球菌などに汚染されている

　メニュー表から採取された細菌の数は、レストランの分類によって、また、繁忙時間帯か閑散時間帯かによって、大きなばらつきがみ

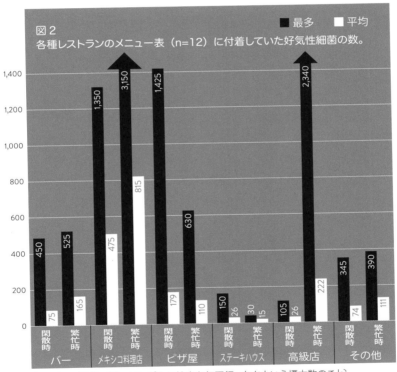

図2
各種レストランのメニュー表（n=12）に付着していた好気性細菌の数。

■ 最多　□ 平均

〔n：サンプルサイズ。サンプルの抽出を何回行ったかという標本数のこと〕
細菌数は、メニュー表から採取されたサンプリング面積15cm² あたりの好気性細菌数を表す。実際のメニューサイズ（603、768、1207cm²）あたりに外挿的に換算すると、図中に表示されている数字の40〜80倍になる。

られた（図2）。

　総細菌数と同様に、ブドウ球菌数もサンプリング面積15cm²あたりの細菌数で表した（図3）。細菌数が「0（ゼロ）」と表示されている場合、実際に採取された数が検出可能限界の10個に満たなかったことを意味する。全店舗の全測定で検出された数の平均は150個だった。これを実際のメニューサイズである603、768、1207cm²あたりに外挿的に換算すると、メニュー表面の好気性細菌数はそれぞ

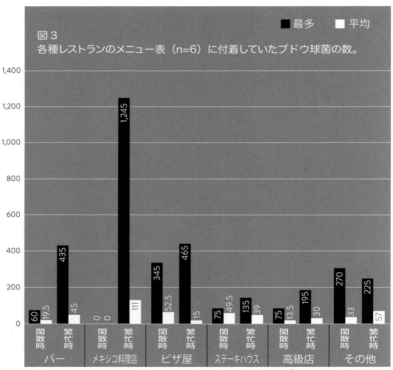

図3
各種レストランのメニュー表（n=6）に付着していたブドウ球菌の数。

細菌数は、メニュー表から採取されたサンプリング面積15cm²あたりのブドウ球菌数を表す。実際のメニューサイズ（603、768、1207cm²）あたりに外挿的に換算すると、図中に表示されている数字の40〜80倍になる。

れ6030、7680、1万2070個になる。全般的に、繁忙時間帯のほうが閑散時間帯よりも細菌検出数が多かった。また、メキシコ料理店のメニュー表から採取された細菌数は他の種類の店よりも多かった。メキシコ料理店の繁忙時のメニュー表に付着していたブドウ球菌数の平均（111個）を実際のメニューサイズである603、768、1207㎝^{2}あたりに外挿的に換算すると、メニュー表面のブドウ球菌数はそれぞれ4462、5683、8932個になる（図3）。単純に外挿して算出された細菌数はおそらく実際の数を上回る（均一に分布している前提で算出しているため）が、メニューの表面に付着している可能性のある細菌の数について相応の考えをわれわれにもたらしてくれる。

　サンプル採取を行ったレストラン店舗数が少ないため、レストランの種類とメニュー汚染との関連について何らかの結論を導き出すことはできない。しかし、今回のスナップショット的な実験の結果は、レストランのメニュー表がブドウ球菌などの細菌に汚染されていることを明確に示している。これは要注意だ。ブドウ球菌はヒト皮膚感染症や、食品関連の感染症を含むさまざまな種類の感染症と密接に関連している（詳細は後述）。

実験 2-2
注文時にメニュー表から手に移る大腸菌の数

材料と方法
　実験用に準備した滅菌済みのメニュー表に蛍光性の大腸菌株を塗布したものを、実験参加者に渡し、1分間、レストランで食事を注文するときのように扱ってもらった。その後、参加者の手を滅菌水40mLで30秒間洗浄し、参加者の手に移った細菌を回収した。洗浄水中で蛍光を発している大腸菌の数を、標準的な微生物学的測定手順で測定

した。また、参加者が触ったあとのメニュー表に残存していた大腸菌の数も同じ方法で測定した。

実験の詳細

12.7cm×20.32cm のインデックスカードでメニュー表を作成してプラスチックでラミネート加工したものを、10万〜100万個/mL の蛍光性大腸菌株を含む培養液 160mL に浸して大腸菌を塗布した。使用した大腸菌液は、蛍光性大腸菌のペレット〔大腸菌培養液を遠心分離機にかけたときにチューブの底に沈殿した大腸菌の塊〕を再懸濁して調製した。前述のとおりに実験参加者にメニュー表を触ってもらったあと、参加者の手を洗浄した洗浄液に含まれる大腸菌の数と、メニュー表面に残存する大腸菌の数を、連続希釈法で測定した。具体的には、0.1%ペプトン水で連続希釈したものを、トリプシン・ソイ・アガーの寒天培地を充填させた培養皿にプレーティング（塗布）し、37℃で 24 時間培養した。

翌日、培養皿を UV ライトの下に置き、25 〜 250CFU/ プレートの密度でコロニーを形成している培養皿を選んでコロニー数をカウントした。培養皿 1 枚あたりのコロニー数に、プレーティングの際に用いた希釈係数をかけることによって、メニュー表に付着していた大腸菌の数を算出した。参加者に触れさせていないメニュー表（対照メニュー表）についても、蛍光性大腸菌で汚染されていないことを検証した。UV ライトの下でプレートを調べる際には、蛍光性大腸菌のコロニーのみをカウントした。実験は 3 日間かけて行われ、8 人が参加した。平均値と標準偏差は、性別と利き手（右利き / 左利き）に基づき、SAS を用いて算出した。右手への大腸菌移動数の平均が左手へ

の移動数の平均と異なるかどうかを調べるため、また、右利きの場合と左利きの場合の両手への大腸菌移動数の比較のために、t 検定を実施した〔t 検定：サンプルの平均に差があるかどうかを検定すること〕。

実験 2-2 の結果：利き手と非利き手の違い

　メニュー表を扱っているあいだに参加者の両手に移動した大腸菌は、メニュー表に塗布された大腸菌の約 11％、平均 300 万個だった（図 4）。もちろん、大腸菌が移動した割合には参加者によって大きなばらつきがあり、多い人で 32％、少ない人で 1％ 未満だった（図 4-1）。全体的に、メニュー表から右手に移った大腸菌の数のほうが左手よりも多かったが、これは右利きの参加者人数のほうが多かったことが一因である。

利き手と非利き手の比較：利き手を考慮して右手と左手を比較すると、利き手のほうが細菌を塗布されたメニュー表からより多くの細菌を得る傾向にあった。また、メニュー表を扱ったあとに利き手と非利き手に付着していた大腸菌の数の差は、右利きの人のほうが左利きの人よりも大きかった（図 5）。

実験 2-3
メニュー表面で生存する細菌の実態

材料と方法

　メニュー表面で生存する細菌の数を測定するために、われわれは蛍光性大腸菌株をメニュー表に塗布し、24 時間後、48 時間後の残存細

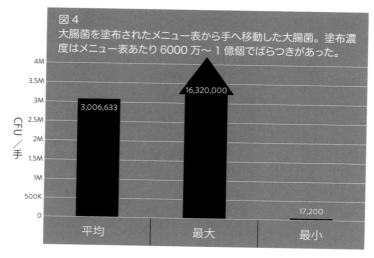

図 4
大腸菌を塗布されたメニュー表から手へ移動した大腸菌。塗布濃度はメニュー表あたり 6000 万～ 1 億個でばらつきがあった。

CFU ／手

3,006,633	16,320,000	17,200
平均	最大	最小

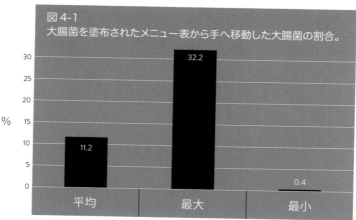

図 4-1
大腸菌を塗布されたメニュー表から手へ移動した大腸菌の割合。

%

11.2	32.2	0.4
平均	最大	最小

菌数を測定した。

実験の詳細

　　毎回 9 枚のメニュー表を用いて、同じ実験を 3 回繰り返した（観察回数

は計27回）。実験3-2に記載した方法で調製した5〜6 log 大腸菌株JM109を含有する0.1mLの細菌液をメニュー表に塗布した。その後、メニュー表を室内条件（25℃前後、相対湿度35%）に置いたあと、0.1%ペプトン水40mLで洗浄して残存細菌を回収した。メニュー表面の最初の大腸菌数は30分後の測定値とし、30分後、24時間後、48時間後の測定は室温・室内相対湿度で同様に測定した。回収されたメニュー洗浄液は、実験3-2と同様に連続希釈し、寒天培地の培養皿にプレーティングした。前述のとおり培養皿を37℃で24時間培養したあと、形成されたコロニーの数をカウントした。主効果——繰り返し数と待ち時間——とそれらの相互作用の検証にはSASを使用し、有意水準5%で統計学的な差を確認した。細菌生存率の計算には、$N / N_0 \times 100 =$ 生存率（%）という計算式を用いた。このとき、N_0はCFU/mL単位で表される0時間後の細菌数であり、Nは室温で24

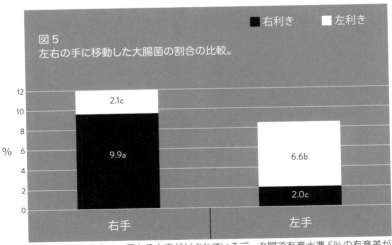

図5
左右の手に移動した大腸菌の割合の比較。

■右利き　□左利き

図中a〜cの文字は、異なる文字が付されているデータ間で有意水準5%の有意差が認められることを示している。左利きの n=12、右利きの n=36。

時間または48時間待ったあとのサンプルのCFU/mL単位で表される細菌数である。

実験2-3の結果：数日後も「危険状態」が続いている可能性

　24時間後、48時間後にメニュー表面に残存していた細菌の割合は低かった（約1〜2％）ものの、依然として約20万個もの細菌が残存していて、その数は24時間後も48時間後もほとんど変化しなかった（図6）。つまり、消毒も殺菌作業も行わなければ、細菌汚染の程度が高いメニュー表は数日後も「危険」状態が持続している可能性がある。

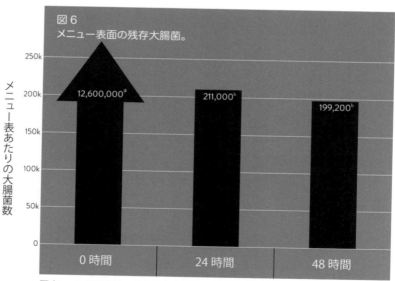

図6
メニュー表面の残存大腸菌。

図中a、bの文字は、異なる文字が付されているデータ間で有意水準5％の有意差が認められることを示している。

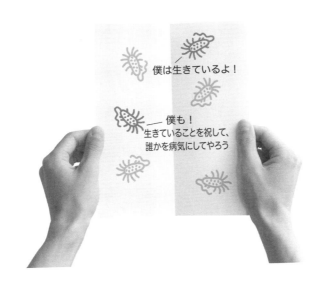

考えてみよう

メニュー表面の大腸菌：大腸菌は、その数を大きく減らすことなく48時間後もプラスチックに付着している可能性があり、6日後も1億個から1000万個までしか減少しない。プラスチックにはリステリア菌、黄色ブドウ球菌、肝炎ウイルスなどの他のヒト病原体も付着できるので、メニュー表面に存在している可能性がある。われわれは、次の3つの結論に達した。

①メニュー表面には細菌が存在する。
②メニュー表面に付着している細菌は長期間生存可能である。
③利用者がメニュー表に触れることで細菌はメニュー表から利用者の手へ移動する可能性がある。

そのため、メニュー表を定期的に消毒・殺菌すれば、食中毒をはじめとする病気のリスクを低減させる有効な予防策になると考えられる。

メニュー表面のブドウ球菌：黄色ブドウ球菌はヒトの皮膚に常在する病原菌で、熱に強い（熱安定性の）毒素を産生し、場合によっては抗菌剤にも高い耐性を示す。通常はヒトの接触を介して拡散し、食中毒のほか、皮膚感染症など（炎症性の腫れ物、メチシリン耐性黄色ブドウ球菌感染症［MRSA］など）の非食品関連感染症も引き起こす。一部のブドウ球菌株によって産生される熱耐性ブドウ球菌エンテロトキシンはブドウ球菌食中毒の原因となる。ブドウ球菌は鼻孔、皮膚、毛髪で日常的に見つかる。約30〜50％のヒトがブドウ球菌属を保菌しており、ブドウ球菌は7〜48℃、pH4.2〜9.3、塩濃度最大15％で生存・増殖が可能だ。このように増殖可能域が広いおかげで、ブドウ球菌属は多様な場所、多様な環境で生存・増殖できる。今回のわれわれの実験で得られたデータでは、プラスチックでラミネート加工されたレストランメニュー表からブドウ球菌が同定された。米国オハイオ州シンシナティのシュリナーズ病院でアリス・ニーリィとマシュー・マレイによって実施された調査でも、黄色ブドウ球菌はプラスチックに付着可能であり、プラスチック表面で1日以上生存可能であること、また、ブドウ球菌属のなかにはポリエステルなどのプラスチック物質の表面で最長56日間生存可能なものや、ポリエチレン表面で22日〜90日間生存可能なものもいることが示された。

さらに考えてみよう

　われわれはこの章を通じて、レストランのメニュー表には細菌が存在しており、食事に訪れた利用客は健康リスクに晒されている可能

性があることを示してきた。メニューがどのようにして汚れるのか
は、もちろん理解できる。メニュー表はレストランの店長や従業員
によってテーブルに出される。そこに客が次々に訪れる。客の手に
細菌が付着していれば、その細菌はメニュー表に移る可能性がある。
われわれは、他の研究者による実験についても調べた。高校生のミ
シェル・ブリッジストックが米国テキサス州アビリーンの 12 軒のレ
ストランで独自に行った研究では、大腸菌、ブドウ球菌、土壌中の
細菌がメニュー表面で見つかった。また、2014 年のプレスリリース
で紹介されていた研究では、メニュー表面に付着している細菌の数
はトイレの便座に付着している細菌の数よりも多い場合があること
が示されていた。わかる。そんな話は聞きたくなかったと思う読者
もいることだろう。だが、これは事実だ。さらに、メ
ニュー表の定期的な消毒殺菌を怠っているレスト
ランは、その店の常連客に対する二次汚染リス
クにも関与していることになる。では、どうす
ればいいのか？　われわれとしては、自分の手
は自分で守ることをお勧めする。料理の注文を
済ませたら、各自、手を洗って消毒しよう。

消毒してね！

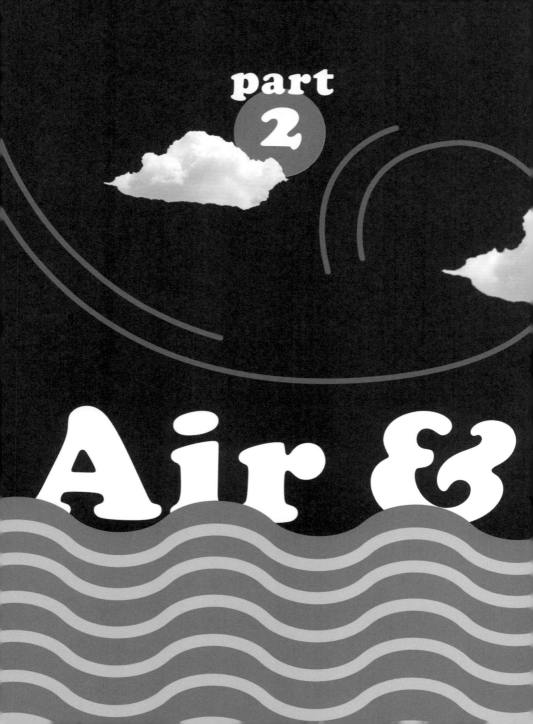

part
2

Air &

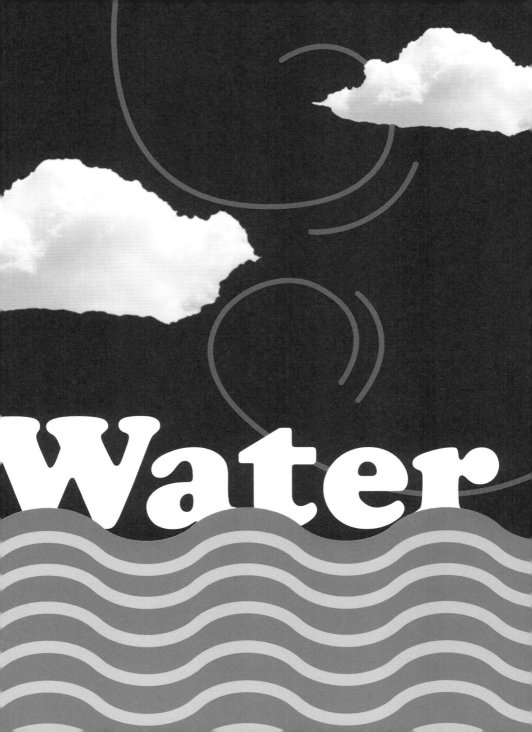

Part 2
空気や水によってどう拡散する？
ミクロの落下傘部隊のように

パート2では、微生物が空気や水を介して拡散される様子をみていく。バースデーケーキのロウソクを吹き消すとき、手を正しく洗えていないとき、電動ハンドドライヤーで手を乾かしたとき、あなたは微生物を拡散している。細菌やその他の微生物は、ヒトが呼吸しているだけでも空気中に放出されるが、会話をしたり、咳やくしゃみをしたり、笑ったりしているときにも放出されている。そのような微生物のことを「空中微生物」だと考える読者もいるだろうし、確かにそうなのだが、実際にはこれらの微生物は小さな水滴に乗って飛行している——まるでミクロの落下傘部隊のように。

まず3章では、ヒトの口から空気中に放出される水滴の数、大きさ、内容物について調査した多くの研究について考える。ヒトが呼吸するたびに、直径5μm未満の水の粒（エアロゾル）が2000滴以上も放出される（参考までに、ヒトの毛髪が直径50〜100μm、イエダニの糞が直径10μmだ。われわれはどうやら糞便の例えから逃れられないらしい）。

咳や会話で空気中に放出されるバイオエアロゾル粒子の平均的な直径は、咳の場合で13.5μm、会話の場合で16.0μmだ〔バイオエアロゾル：大気中に浮遊する微生物や花粉など有機物粒子の総称〕。細菌の全長

は 0.5 ～ 5.0μm で、ウイルスの全長はこれよりも遥かに小さく、約 0.02 ～ 0.3μm であるため、ヒトの息に含まれる水滴は細菌やウイルスを十分に運べる大きさだ。すごいと思わないか？ 呼吸によって発生するバイオエアロゾルにはたいてい、ブドウ球菌属や連鎖球菌、コリネバクテリウム属、ヘモフィルス属、ナイセリア属が含まれているし、肺炎連鎖球菌や黄色ブドウ球菌のような病原菌がヒトの呼気から見つかることもある。インフルエンザのような伝染病も空気感染している可能性があると結論づけている研究者もいる。インフルエンザウイルスも、患者の呼気から見つかっているからだ。ある研究では、呼気検査を受けた患者の 60％で、検出可能なレベルのウイルスが検出された。別の研究でも、インフルエンザ患者の 81％で、呼気にインフルエンザウイルスが含まれていた。結核患者でも、25％の患者が 1 回の咳で 3 ～ 633 個の結核菌を放出していた。放出されるバイオエアロゾルが細菌とウイルスの両方を運んでいることが証明されたわけだ。

4 章では、手洗いについて考える。手の洗い方と乾かし方は、手の清潔さに影響するだろうか？ 米国食品医薬品局（FDA）の食品基準には 5 段階の手洗い方法が記載されており、この方法は米国レストラン協会の「サーブセーフ」トレーニングプログラムでも推奨されている。ただし、食品小売業に関する法規制は各州の当該機関によって制定されているため、FDA 食品基準は推奨にすぎない。

多くの州でサーブセーフトレーニングの受講が義務づけられており、FDA 食品基準にある手洗い手順が採用されている。その具体的な手の洗い方は次のとおりだ。

①温かな流水で手を濡らす。
②メーカーによって推奨されている量の石鹸（洗浄剤）を手にとる。
③両手を 20 秒間（もともとは 10 ～ 15 秒間）こすり合わせる。

④清潔な流水で石鹸を洗い流す（10秒間以上）。

⑤ペーパータオルまたは布タオルで手を拭くか、電動ハンドドライヤーで手を乾かす。

　手洗いの習慣は、病院、食品サービス施設、食品加工施設、一般家庭、市場、保育所など、多くの環境で食の安全性に影響する。レベッカ・モントビルらの研究では、石鹸で手を洗ったあとにペーパータオルで手を拭く手順が、手洗い後に手に残存する細菌の数を減らすのにもっとも効果的だった（片手あたり100個以上の細菌が除去された）と報告されている。研究者らは他の要因についても検討した。たとえば、蛇口のタイプ（自動水栓、清潔な蛇口、細菌を塗布した蛇口）、石鹸の種類（非抗菌タイプ、抗菌タイプ、グルコン酸クロルヘキシジン含有石鹸）、指輪の有無（指輪をしたまま洗う、指輪をはずして洗う）の影響を調べたが、いずれも手洗いの効果に関しては無視できる程度の影響しかなかった。手の衛生については、①適切に使用した場合にはグローブを着用しているほうが着用していないよりも清潔であること、②手洗い後に消毒液を使用したほうが衛生的であることがわかっているほか、③水温は決定的な要素ではないことが、最近、ラトガーズ大学のドナルド・シャフナーの研究チームによって立証された。

　5章では、電動ハンドドライヤーで手を乾かすべきか、それともペーパータオルで手を拭くべきかが話題の焦点となる。電動ドライヤーの使用は、環境にやさしいように思えるかもしれないが、実は衛生環境にはやさしくない。その理由を説明しよう。

　さて、次の章に移る前に、ここで豆知識を1つ。トイレで便器の水を流すたびに、細菌を含む水滴が空気中にまき散らされることが、研究によって明らかになっている。次回、トイレで水を流すときに、ぜひ思い出してみてほしい。

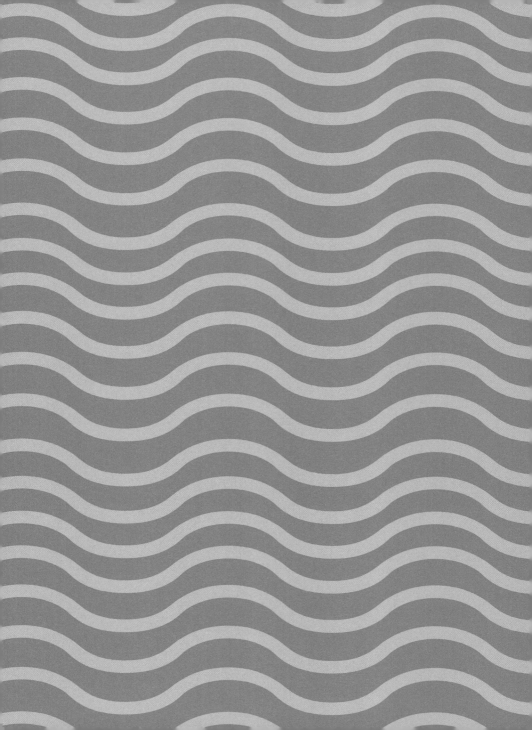

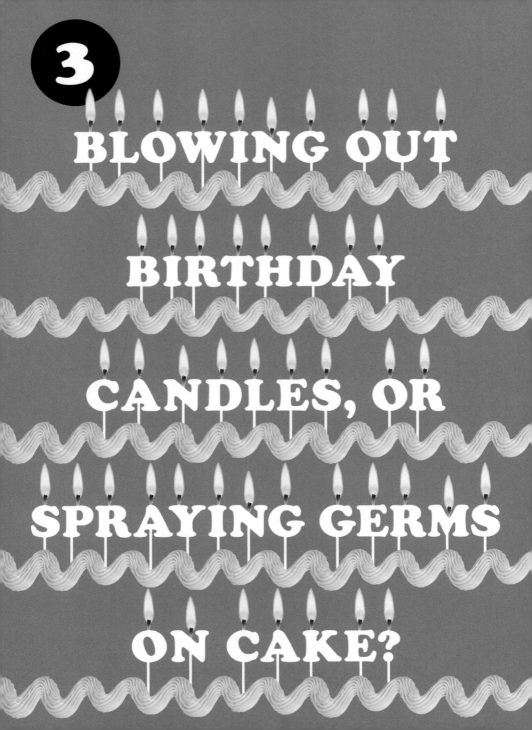

3

BLOWING OUT

BIRTHDAY

CANDLES, OR

SPRAYING GERMS

ON CAKE?

Chapter 3
ロウソクを吹き消しているのか、細菌をケーキにかけているのか
バイオエアロゾルで集団内に急速に広まる

　あなたは今、ベッシーおばさんの 91 歳の誕生日会に出席している。おばさんは、これから願い事をしてケーキのロウソクを吹き消すところだ。目の前に並ぶ 91 本のロウソクの火を 1 人で吹き消すのは大変なので、おばさんは 3 人の孫娘を指名して手伝わせることにした。そして、4 人揃ってフー、フー、フーと何度も息を吹きかけた。この何度も息を吹きかけられたケーキをこれからみんなで食べるわけだが、正直なところ、自分が食べようとしているものに他人が息を吹きかけるのを見て喜ぶ人はいるのだろうか？（それとも、まったく気にならない？）　バースデーケーキにロウソクを立てて火を吹き消す習慣を最初に始めたのは、いったい誰なんだ？

　いつどこでこの習慣が始められたのかについては諸説ある。古代ギリシャで狩猟の女神アルテミスを祀る神殿にケーキを運ぶ際にロウソクを立てて火を灯したのが最初だとする説もあれば、ロウソクの火から立ち昇る煙が人々の願いを神々に届けてくれると信じていた古代人

が始めた習慣だとする説もある。バースデーケーキにロウソクを立てる習慣に関する初期の記録としては、1700年代半ば、当時ドイツを旅していたアンドリュー・フレイという人物の手記のなかにみられ

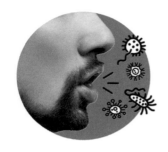

る。ドイツのルートヴィヒ・フォン・ツィンツェンドルフ伯爵のもとを訪れた際に、伯爵の誕生日を祝うケーキの上に年齢と同じ数のロウソクが立てられていたと、フレイは記している。

どれくらいの量の細菌が吹きかけられている？

　気道や口腔内で生まれた水滴は、咳、くしゃみ、会話はもちろん、呼吸するだけでも排出される。ふつうに呼吸しているときも会話しているときも、インフルエンザ患者の呼気からはインフルエンザウイルス粒子が検出されている。呼吸によって体外に放出された水滴は、空気感染によって直接的に感染を広めることもあれば、何かの表面に付着して感染を広めることもある。別の研究では、呼気には1立方メートル（m³）あたり693〜6293個の細菌が含まれていること、そして、屋内の空気は人から放出された細菌の増殖によって1人・1時間あたり約3700万個の速さで汚染されることが明らかにされた。ということは、誰かがバースデーケーキのロウソクを吹き消したとき、そのケーキには息と一緒に細菌やウイルス粒子が吹きかけられていて、それをみんなで食べることになるわけだ。それでは、この考えを実際に検証してみよう。

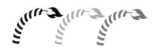

実験 3-1
吹き消した場合、吹き消さない場合

材料と方法

　この実験の目的は、ケーキの上のロウソクを吹き消したときにケーキの表面に吹きつけられる細菌の量を評価することだ。ケーキ上面の付着物のみを考慮すればよいので、シミュレーション用の模造ケーキとして、円柱状のスポンジ台の上に丸くカットしたアルミホイルシートを乗せ、そのうえにアイシングの薄い層をつくった（図1）。アイシングとアルミホイルを貫通してスポンジ台に突き刺す形で16本のロウソク台とロウソクを立てた。

　まず、実験参加者に熱々のピザを提供し、匂いを嗅いでから食べてもらった。唾液の分泌を促しつつ、誕生日パーティらしい雰囲気を演出するためだ。次に、模造ケーキ（図1）の上のロウソクに火をつけ、すべての火が消えるまで参加者に息を吹きかけてもらった。実験の際には毎回、実験用ケーキと同じ手順で作製された対照ケーキを用意した。ロウソクに火をつけたあと、参

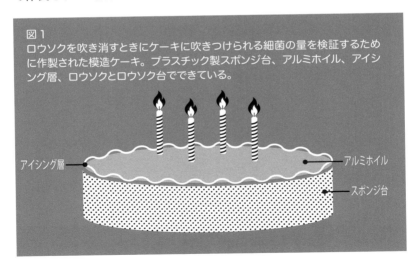

図1
ロウソクを吹き消すときにケーキに吹きつけられる細菌の量を検証するために作製された模造ケーキ。プラスチック製スポンジ台、アルミホイル、アイシング層、ロウソクとロウソク台でできている。

アイシング層　　　　　　　　　　　　　　　　　　　　　　アルミホイル

スポンジ台

加者は実験用ケーキのロウソクは吹き消したが、対照ケーキのロウソクは吹き消さなかった。その後、ケーキ上面のアイシングに触れないように気をつけてロウソクとロウソク台を取り除き、滅菌済みのピンセットを用いて、アイシング層が内側になるようにアルミホイルを半分に折り畳んで回収した。

実験の詳細

アイシング層ごと折り畳んで回収したアルミホイルを細菌検査用のストマッカー袋（Classic 400、英国 Seward 社製）に入れ、袋内で折り畳みを広げてから、アイシング層側に滅菌済み0.1％ペプトン水50mLを注ぎ入れた。ストマッカー袋をストマッカー装置（Stmacher 400、Seward 社製）にセットし、毎分230回転（rpm）で撹拌した。ストマッカーとは、袋内のサンプルをかき混ぜるための実験機器で、胃袋のなかで食べたものがかき混ぜられる様子を模していることから、ストマッカーと呼ばれている。密閉袋にパドルと呼ばれる2枚の羽根で交互に圧をかけて、胃の蠕動撹拌運動のような要領で内容物を粉砕撹拌する。均一化された破砕液を無菌条件下でストマッカー袋から取り出し、2本のチューブに1mLを、別の2本のチューブに0.1mLを分注した。これを0.1％ペプトン水で連続希釈し、プレートカウント寒天培地（Difco Plate Count Agar）を充填させた正副2枚ずつの培養皿にプレーティングしてから、37℃で48時間培養した。25〜250コロニーを含む培養皿のコロニー形成単位（CFU）を測定し、それをサンプルあたりのCFUに換算し、さらにサンプルあたりの$\log_{10}$CFUに換算した。

実験は日を変えて3回繰り返され、11人の実験参加者によって実

験サンプルと対照サンプルがそれぞれ33サンプルずつ回収された。吹き消しありの場合（実験サンプル）と吹き消しなしの場合（対照サンプル）の細菌数の比較には、統計解析システム（SAS）のproc univariate コマンドを用いた。実験サンプル群と対照サンプル群の統計学的な差は、有意水準5%で評価した。平均値、中央値、範囲、標準偏差などの記述統計学の値も算出した。

実験 3-1 の結果：1万2000%増の細菌がついている

　ヒトの口から空気中に放出される水滴に関する研究は、1899年に

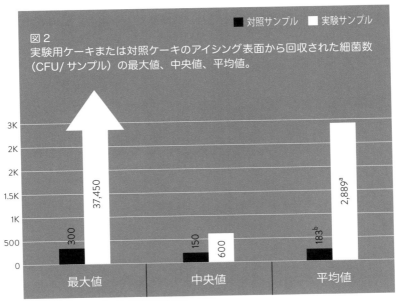

図2
実験用ケーキまたは対照ケーキのアイシング表面から回収された細菌数（CFU/サンプル）の最大値、中央値、平均値。

■ 対照サンプル　□ 実験サンプル

対照サンプル＝ロウソクの吹き消しなし。
実験サンプル＝ロウソクの吹き消しあり。
CFU/サンプル＝サンプルあたりのコロニー形成単位。
図中 a、b の文字は、異なる文字が付されているデータ間で有意水準5%の有意差が認められることを示している。実験群と対照群のサンプルサイズはそれぞれ n=33。

はすでにいくつかみられ、その後も 20 世紀半ばまでにいくつか論文が発表されている。初期の研究の結果にはばらつきがみられたが、いずれも呼吸、咳、くしゃみによって空気中に水滴が放出されることを認める内容だった。驚くべきことに、細菌を含有する水滴の 90％は空気中に 30 分間滞留し、比較的小さな水滴の場合は最長で 30 時間も浮遊していた。われわれの実験では、実験サンプルから回収された細菌の数は、対照サンプルから回収された細菌の数の 15 倍も多かった（図 2）。また、回収された細菌数の範囲（最大値から最小値までの幅）も、実験サンプルのほうが対照サンプルよりも 100 倍大きかった。

さらに、サンプルから回収された細菌数の平均値は、実験群のほう

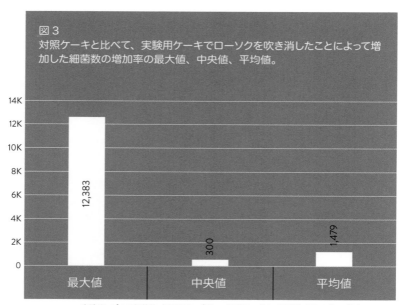

図 3
対照ケーキと比べて、実験用ケーキでローソクを吹き消したことによって増加した細菌数の増加率の最大値、中央値、平均値。

$$増加率（\%）= \frac{実験サンプルの細菌数（CFU/ サンプル）−対照サンプルの細菌数（CFU/ サンプル）}{対照サンプルの細菌数（CFU/ サンプル）} \times 100$$

が対照群よりも約2700個（約1480％）多かった（図3）。もっとも乱暴な吹き消し方をされたサンプルからは、対照サンプルの細菌数を約3万7000個も上回る数（約1万2000％増）の細菌が回収された。

考えてみよう

　細菌を避けて生きることはできない。今では誰もが知っているとおり、細菌は人々が触れるほぼすべてのものの内部にも表面にも存在している。だからこそわれわれは、細菌などの微生物が人々を取り巻く環境のなかでどのように動いているのかを理解し、汚染を最小限に抑える方法に精通することが重要だと考えている。病気を引き起こす微生物は、バイオエアロゾルを介してヒトの集団内で急速に広まる可能性があり、空気の衛生状態が悪ければ、ヒトの健康に有害な影響をもたらす恐れがある。

　お祝いの席でケーキのロウソクを吹き消す習慣は、吹き消す人が病気の場合には問題があるかもしれない。咳やくしゃみで気道から放出される水滴によって病原性の細菌やウイルスが運ばれる可能性があるからだ。SARSやH1N1鳥インフルエンザなどの伝染病の拡散も、ヒトのバイオエアロゾルに起因すると考えられる。しかも、気道から放出された水滴に含まれる微生物は、直接的に空気感染することもできるし、水滴が落ちて物の表面に付着した微生物を人々が触れたり食べたりすることよって間接的に感染することもできる。さて、バースデーケーキのロウソクを吹き消す習慣について真実を知った今でも、あなたはこの伝統を安全だと言い切れるだろうか？よく考えてみてほしい。今後どうするかは、あなたしだいだ。

4

KEEP YOUR DIRTY HANDS TO YOURSELF

Chapter 4
その汚れた手で触らないで
手を清潔に保つために有効なこと

　次に誰かと握手するときに、ちょっと思い出してもらいたい事実がある——なんと、トイレに行った人の5人に1人は、手を洗わずに出てくるというのだ。手を洗う人でも、男性の35%と女性の15%は石鹸を使用していない。

　初対面の相手と握手を交わすくらいならまだいい。問題は、あなたに料理を提供するに人物が手を洗っているかどうかだ。この問題については広く研究されており、「手洗い」と「食品」というキーワードで検索したところ（Google の学術資料検索エンジン「Google Scholar」を使用）、61万2000件の関連資料がヒット

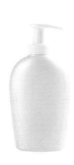

した。米国労働省の統計によれば、2012年には、食品・野菜の提供業務や関連業務に従事する労働者数は443万8100人だった。このうち大卒者はわずか6.2%であり、大卒または高卒の資格をもつ米国人労働者数は今後15年にわたって減少すると推定されている。

　われわれは食品業界の労働者の教育レベ

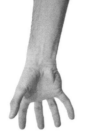

ルが食品の正しい取り扱い習慣に関する理解に影響する可能性があることを示す研究を見つけた。大多数の食中毒の発生には手の汚染が関係していることから、あらゆる種類の微生物汚染に対抗するための一番の予防策は、手を清潔に保つことだと言える。実際に、食品汚染の約38％には手洗いの不備が関連している。全米レストラン協会のサーブセーフカリキュラムを用いた食品安全認定プログラムの一環として、食品業界の労働者1448人を対象とした手の衛生習慣に関する調査が実施された。この調査で、プログラム参加者の78％は、プログラム受講前には正しい手順での手洗いができていなかったと回答した。いや、実態はそれどころではない。成人の60％は手を洗うべきときに必ずしも手を洗っているわけではなかった。全般的に、手洗いの技術は一貫しておらず、不十分であると判定されている。サーブセーフプログラムでは、食品業界の労働者を想定して考案された手洗い手順を推奨している。そこでわれわれは、3つの目的を掲げて次のような実験を行うことにした。すなわち、①実験4-1では、サーブセーフプログラムの手洗い手順の有効性を単に温水または冷水で手をすすぐだけの場合と比較し、②実験4-2では、グローブを装着した場合の手洗い習慣について検証し、③実験4-3では、細菌が付着した手の除菌を目的としたアルコール消毒の有効性を評価する。

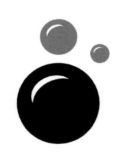

実験 4-1
石鹸で洗う、流水ですすぐ、洗わない

材料と方法

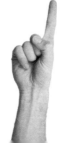

2章のメニュー表の実験に用いたのと同じ蛍光遺伝子が組み込まれたアンピシリン耐性大腸菌株を牛ひき肉に塗布した。実験を開始する前に、すべての実験参加者がサーブセーフプログラムで推奨されている手洗い手順の指導を受けた。すなわち、温水（40℃）で手をすすぎ、石鹸（この実験では殺菌成分無添加のものを使用）の泡で20秒間手を洗ったあと、再び温水で10秒間手をすすいだ。

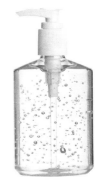

　次に、大腸菌を塗布済みの牛ひき肉100gを3人の参加者が順に両手で30秒間ずつ練り、そのまま両手を15秒間、空気乾燥させた。その後、4種類の手洗い手順——洗わない、冷水ですすぐ、温水ですすぐ、サーブセーフ推奨手順——を個別に検証した。冷水ですすぐ手順では、参加者は冷たい流水（26℃）で15秒間手をすすいだ。温水ですすぐ手順では、温かい流水（40℃）で15秒間すすいだ。洗わない手順では、対照実験として手を洗いもすすぎもしなかった。各手順を行ったあと、参加者は市販のペーパータオル（非滅菌）で両手を優しく拭いた。その後、手に残存する大腸菌を回収するために、あらかじめ0.1％ペプトン水50mL（小さじ10杯、大さじ3.5杯くらい）を入れておいたラベル済みのストマッカー袋に片手ずつ手を入れ、30秒間、袋のなかで手を振ったり指を曲げ伸ばしした

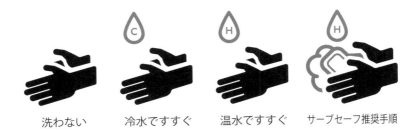

洗わない　　　冷水ですすぐ　　　温水ですすぐ　　サーブセーフ推奨手順

りして優しく撹拌した。

実験の詳細

　牛ひき肉に塗布するための大腸菌液は、Germfree Bioflow Chamber〔無菌条件下で実験操作を行えるボックス型の機器〕内で大腸菌培養液0.1mL をピペットで吸い上げ、トリプシンソイブロス 10mL のなかに注入して調製した。この大腸菌液を 37℃で維持されたインキュベータ（培養器）内に設置された撹拌機に載せ、16 〜 18 時間撹拌した。その後、この大腸菌液を 2700rpm で 15 分間、遠心分離機にかけ、大腸菌細胞を試験管の底にペレット状に沈殿させ、試験管を傾けて上澄み液を捨てた。残ったペレットに 0.1％ペプトン水 10mL を加え、ボルテックスミキサー（撹拌機、Fisherbrand Genie 2）を用いて大腸菌細胞を再懸濁させた。この大腸菌懸濁液の濃度は約 107個 /mL だった。この大腸菌懸濁液 10mL を牛ひき肉 100g に添加した。すなわち、牛ひき肉 1g につき約 10^6（1000000）個の大腸菌が添加されたことになる。添加の際には、牛ひき肉の表面に大腸菌懸濁液を均一に注いだあと、滅菌済みのグローブをはめた手で練ることによって大腸菌を牛ひき肉全体に行き渡らせた。実験を開始するまでは、素手で牛ひき肉を扱った者はいない（実験 4-1）。

　牛ひき肉は、州による検査済みの食肉加工施設から入手した。4 種類の手洗い手順のそれぞれにつき 100g の牛ひき肉を使用した。実験は日を変えて 3 回繰り返し、毎回、3 塊の牛ひき肉と 3 つの大腸菌液を新たに調製して用いた。牛ひき肉中の大腸菌数を測定するために、あらかじめ 0.1％ペプトン水 99mL を入れてあるストマッカー袋に牛ひき肉 11g を入れ、ストマッカー装置にかけて 230rpm で 1 分間撹拌し、均一になった牛肉溶液を 0.1％ペプトン水で連続希釈（希釈係数 10）し、トリプシン・ソイ・アガーの寒天培地を充填させた正副

2枚の培養皿にプレーティングした。プレーティングした培養皿はすべて上下反転させた状態で36〜38℃で24時間培養したあと、コロニー数を測定した（Leica Quebec Darkfield Colony Counter を使用）。

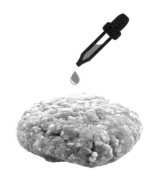

　手をすすいだ洗浄溶液から回収された大腸菌数の測定も前述と同様の手順で行った。大腸菌数は、UV照射下で蛍光性を示す可視コロニーの数から推定した。推定結果は、希釈済みの牛肉溶液または手の洗浄溶液の1mLあたりのコロニー形成単位（CFU）で表した。手から回収された大腸菌の数（CFU/片手）は1mLあたりのCFU（CFU/mL）と洗浄溶液の容量（mL）をかけ算して算出した。

　思い出してほしい。微生物学者が言う「コロニー形成単位」とは、分裂を繰り返して単一のコロニーを形成できる単一の細菌細胞または真菌細胞のことだ。また、片手/片グローブあたりの細菌数の減少率（%）と対数減少率（% log）は次の計算式を用いて計算した〔対数減少率：細菌の減少率を対数で表した数値〕。

片手あたりの減少率（%）＝

$$\frac{洗わない（CFU/片手）－手洗い手順^*（CFU/片手）}{洗わない（CFU/片手）×100} ×100$$

片手あたりの対数減少率（% log）＝

$$\frac{洗わない（log CFU/片手）－手洗い手順^*（log CFU/片手）}{洗わない（log CFU/片手）} ×100$$

*手洗い手順：冷水ですすぐ、温水ですすぐ、サーブセーフ推奨手順のいずれか

実験デザインのフローチャート

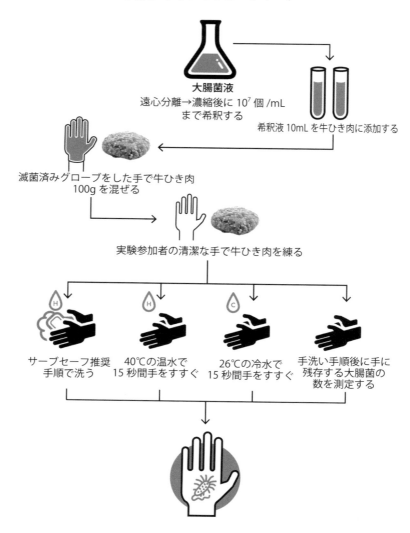

大腸菌液
遠心分離→濃縮後に 10^7 個 /mL
まで希釈する

希釈液 10mL を牛ひき肉に添加する

滅菌済みグローブをした手で牛ひき肉
100g を混ぜる

実験参加者の清潔な手で牛ひき肉を練る

サーブセーフ推奨
手順で洗う

40℃の温水で
15 秒間手をすすぐ

26℃の冷水で
15 秒間手をすすぐ

手洗い手順後に手に
残存する大腸菌の
数を測定する

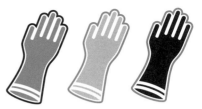

実験4-2
グローブを使った場合

材料と方法

　グローブをはめた状態での手洗いについても、実験4-1とまったく同じ手洗い手順で実験を行った。ただし実験4-2では、手洗い手順を行うときも牛ひき肉を混ぜるときも、参加者はグローブを装着していた。実験には、大学の飲食サービス施設に備えられていた調理用グローブ（GlovePlus Latex Free Industrial Vinyl、Ammex社製）を使用した。

統計学的解析

　いずれの実験も3回繰り返し、統計解析システム（SAS）を用いて実験ごとに個別に解析した。実験4-1（素手の評価）と実験4-2（グローブを装着した場合の評価）の分散解析を行い、手洗い手順によって手に残存する大腸菌数の平均に統計学的な差が生じるかどうかを、有意水準5％で評価した。手洗い手順の効果はいずれの実験でも有意だったことから、SASを用いて多重比較検定を実施した。

実験4-1と4-2の結果：サーブセーフ手順がもっとも良い

　手洗い手順の種類によって、素手またはグローブに残存する大腸菌数は階段状に減少していた。残存数の多い順に並べると、洗わない＞冷水ですすぐ＞温水ですすぐ＞サーブセーフ推奨手順となった（図1）。2002年にバリー・マイケルズらも、より温度の高い流水（60℃）で手を洗ってすすぐほうが手洗いによる細菌除去率が改善され、冷水（4.4℃）では除去率のばらつきが大きくなることを明らかにした。手を洗わない場合の残存数の平均が5.0 log CFU/片手（100000個）

だったのに対して、サーブセーフ推奨手順で洗った場合は1.0log
CFU未満/片手（10個未満）だった。

　素手の実験では、温水ですすぐ手順とサーブセーフ推奨手順による
細菌除去率に有意差はみられなかったが、いずれも冷水ですすぐ手順

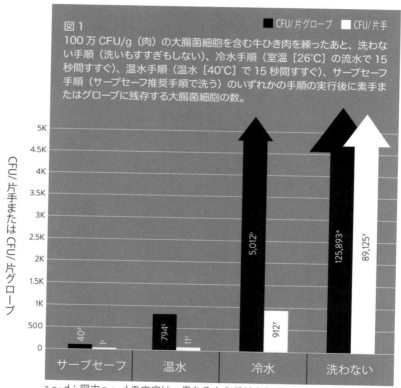

図1
100万CFU/g（肉）の大腸菌細胞を含む牛ひき肉を練ったあと、洗わな
い手順（洗いもすすぎもしない）、冷水手順（室温［26℃］の流水で15
秒間すすぐ）、温水手順（温水［40℃］で15秒間すすぐ）、サーブセーフ
手順（サーブセーフ推奨手順で洗う）のいずれかの手順の実行後に素手ま
たはグローブに残存する大腸菌細胞の数。

凡例：■ CFU/片グローブ　□ CFU/片手

（縦軸）CFU/片手またはCFU/片グローブ

サーブセーフ：40ᵈ、1ᶻ
温水：794ᶜ、1ᶻ
冷水：5,012ᵇ、912ʸ
洗わない：125,893ᵃ、89,125ˣ

a〜d：図中a〜dの文字は、異なる文字が付されているデータ間で有意水準
5%の有意差が認められることを示している。log CFU/片グローブの平均標準偏差
=0.54。
x〜z：図中x〜zの文字は、異なる文字が付されているデータ間で有意水準5%
の有意差が認められることを示している。log CFU/片手の平均標準偏差=0.26。
CFU：コロニー形成単位

や洗わない手順よりも優れていた（図1）。この結果は、グローブの場合とは異なっていた。グローブの実験では、細菌除去率の高い順に並べると、サーブセーフ手順＞温水手順＞冷水手順＞洗わない手順の順で階段状になり、有意差がみられた。われわれの実験では、肉の粒はグローブの素材であるビニールの表面にくっつきやすく、洗っても除去されにくい様子が観察された。全般的に、グローブの実験のほうが素手の実験よりも手洗い後に残存する大腸菌の数は多かった。興味深いことに、実験4-1と実験4-2で牛ひき肉に添加した大腸菌の数は同一だったにもかかわらず、洗わなかった場合の残存細菌数の平均は、グローブでは12万5893CFU/片グローブ、素手では8万9125CFU/片手だった。このように、今回の実験で用いた細菌回収方法に基づけば、素手とグローブのいずれで牛ひき肉を練った場合も相当な量の大腸菌が手に移動することがわかった。

8万9125
CFU/片手

12万5893
CFU/片グローブ

実験4-3
アルコール消毒

材料と方法

　消毒実験は、基本的には実験4-1と同様の方法で行ったが、牛ひき肉は使用せず、大腸菌液を手に直接塗布した。遠心分離機で沈殿濃縮させた大腸菌ペレットを滅菌水850mLに添加し、穏やかに撹拌した。この大腸菌液に実験参加者3人が順に手を5秒間ずつ浸し、滅菌していないペーパータオルで優しく手を拭いた。その手を30秒間空気乾燥させたあと、10セント硬貨（直径約18mm）大の量の消毒ジェルを手に取り、30秒間両手をこすり合わせ、再び30秒間空気乾燥させた。対照実験に割り振られた参加

者は、消毒ジェルは使用しなかったが、それ以外は他の参加者と同じ実験手順に従った。その後、参加者は0.1%ペプトン水50mLの入ったストマッカー袋に片手ずつ別々に手を入れ、30秒間すすいだ。この実験には、4つのブランドのエタノール系手指消毒ジェルを使用した（ブランドB：70%エタノール、ブランドC：70%エタノール、ブランドP：70%エタノール、ブランドS：62%エタノール）。いずれのブランドの消毒ジェルにもエタノールとスキンコンディショナー（皮膚保護成分）が含まれている。実験4-3は毎回参加者3人ずつ3回繰り返し、分散解析を行い、使用した消毒ジェルの種類によって手に残存する大腸菌数の平均に統計学的な差が生じるかどうかを、有意水準5%で評価した。消毒ジェルの使用効果はいずれの実験でも有意だったことから、洗浄手順が5通り（4種類の消毒ジェルと消毒ジェルなし）であること以外は実験4-1、実験4-2と同様に、SASを用いて多重比較検定を実施した。

実験4-3の結果：アルコール消毒液はどれほど効く？

　ブランドSの消毒ジェルは大腸菌の除去に効果がなく、消毒ジェルを使用しない対照実験と差がなかった。消毒ジェルの有効性はブランドB、C、Pの順に高かったが、互いに有意差はなく、この3種類の消毒ジェルのエタノール含有率はいずれも70%だった。消毒ジェルの価格はブランドP＞C＞B＞Sの順に高かった。ブランドSの消毒ジェル使用後に片手に残存していた大腸菌の数は、消毒なしの場合よりも1.0 log CFU（約130万個）少なく、他のブランドの消毒ジェル使用後よりも10万CFU以上多かった（図2）。この結果は、ブランドSのエタノール成分含有

率（62％）が他のブランド（70％）よりも低いことに起因している
可能性もあるし、皮膚保護成分などの他の含有成分によってエタノー
ルの効力が低下している可能性もある。

　2003年、マイケル・ドイルの研究室に所属していたバリー・マイ
ケルズらも、手洗い後にアルコール消毒液を使用すると、手洗いのみ
の場合よりも残存細菌数が有意に減少するが、そのような効果がみら
れたのは比較的多め（3mL、6mL）の消毒液を使用した場合のみだっ
たことを報告している。たとえば、手洗い後に3mLまたは6mLの

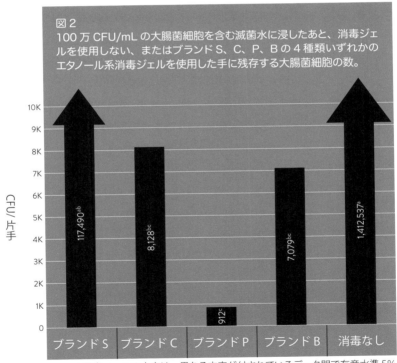

図2
100万 CFU/mL の大腸菌細胞を含む滅菌水に浸したあと、消毒ジェルを使用しない、またはブランド S、C、P、B の4種類いずれかのエタノール系消毒ジェルを使用した手に残存する大腸菌細胞の数。

CFU/片手

10K
9K
8K
7K
6K
5K
4K
3K
2K
1K
0

ブランドS　ブランドC　ブランドP　ブランドB　消毒なし

117,490[ab]　8,128[bc]　912[c]　7,079[bc]　1,412,537[a]

a〜c：図中 a〜c の文字は、異なる文字が付されているデータ間で有意水準5％の有意差が認められることを示している。log CFU/片手の平均標準偏差 =0.65。

消毒液を使用すると、洗浄液中の細菌数は平均で1000CFU/mL以上減少したのに比べて、手洗いのみの場合や手洗い後に1.5mLの消毒液を使用した場合は平均で100〜200CFU/mLの減少だった。

　これと同じ論文のなかでドイルの研究室グループは、アルコール系手指消毒液（エタノール、イソプロパノール、n‐プロパノール）の効果を評価した研究の既刊論文をレビューしていた。その研究報告では、細菌数の対数減少値は0.2〜5.5の範囲だった〔つまり対数減少率の計算式の分子部分の値が0.2〜5.5の範囲という意味〕。アルコール系消毒液の有効性に影響する因子には、アルコールの種類、アルコール濃度、使用量、曝露時間、手指表面の有機物負荷（汚れの程度）、アルコールの働きを邪魔する可能性のあるその他の成分（皮膚保護成分、染料・色素など）などがある。アルコール系手指消毒液の有効性の限界については、以前にも他の研究者らによって報告されていた。彼らの研究では、非薬用石鹸で手を洗ったあとに70％アルコール溶液を使用したところ、好気性中温性細菌のさらなる減少は認められなかった。別の研究でも、アルコール系消毒液の使用後に細菌数の減少は認められなかったと報告されている。

　だが、悪いニュースばかりではない。アルコール系消毒液を使用すると、胃腸障害の発生件数が減少し、病気で授業を欠席する小学生の数も減少し、大学の寮で病気になる学生の数も減少する。ただし、CDCによる研究の結果はわれわれの実験結果とは異なるし、他の研究でも、すべてのアルコール系消毒液とは言わないまでも一部のアルコール系消毒液——具体的にはアルコール含有率の低い一部の市販品——について、その殺菌効果は水道水で手を洗った場合と差がないことが示されている。

99％表示は
案外あてにならない

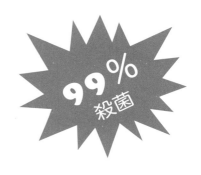

99％殺菌

　抗菌性のマウスウォッシュ、石鹸、洗浄剤による細菌数の減少はたいてい％で表示されているが、他の方法で計算して表示することもできる。2003年には、ブライアンの研究グループがそうしたいくつかの手法を対比させる形で、サルモネラ属やカンピロバクター属の細菌がレタス表面から調理食品表面へ移る様子を報告している。手洗いによって除去される細菌細胞の割合を異なる方法で計算すると、結果も大きく異なる可能性がある。たとえば、同じ減少結果も、% CFU/ 片手で表した場合と% log CFU/ 片手で表した場合では、前者は94.96％減なのに対し後者は28.60％減となり、60％以上の差が出る（図3）。細菌数は膨大な数になることが多く、そのままでは図表に表わしにくいことから、対数値で示されることが多い。

　さらに言えば、細菌の減少を対数値で表示すると、データを歪めることになりかねない極端な値や外れ値の影響が小さくなる。しかし、対数値を用いて変化の割合を計算すると、整数表示と対数表示の違いを完全には理解できていない読み手に対して、誤解を与えかねない結果となる。あるいは、たとえば一部の企業は殺菌・抗菌作用のある石鹸製品について「殺菌力99.9％」などと宣伝しているが、そのような宣伝も一部の消費者を混乱させる可能性がある。一般の消費者は、細胞の数が膨大である場合に99.9％という数字が何を意味するのかを完全には理解していないからだ。99.9％と言われると、ほぼ100％殺菌できるかのように聞こえてしまうが、実際には細菌数を$3 \log_{10}$減少させるという意味にすぎなかったりするのだ。汚染の程度の高い表

面には膨大な数の細菌が存在するため、全体の99％が殺菌されたとしても、まだ多くの細菌が残存している可能性がある。たとえば、6.45㎠あたり100万（6.0 log）個の細菌汚染はざらにあるが、そのような汚染面で99％の細菌を除去できたとしても、6.45㎠あたり1万（4.0 log）個の細菌が残存していることになる。このような結果はわれわれの研究でも実証された。冷水ですすぐことによって手に付着した細菌の約95％が除去されたが、まだ5000（3.7 log）個以上の細菌が手に残っていた。

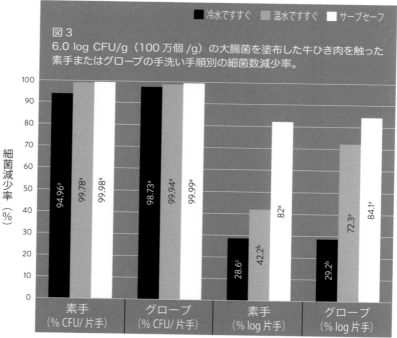

図3
6.0 log CFU/g（100万個/g）の大腸菌を塗布した牛ひき肉を触った素手またはグローブの手洗い手順別の細菌数減少率。

a～c：図中a～cの文字は、異なる文字が付されているデータ間で有意水準5％の有意差が認められることを示している。

さらに、ここまでの議論を台無しにしかねない事実もある。手指消毒液の製造業者は自社製品について承認を得るために、規定の濃度・曝露時間で規定の細菌群に対する殺菌・消毒性能を検査するように義務づけられている。つまり、検査されるのは規定の細菌群に対してのみで、現実世界に存在する可能性のあるすべての細菌、すべての微生物に対して検証されるわけではない。細菌の種類によっても——たとえ同じタイプの細菌であっても——ウイルスの種類によっても、消毒液に抵抗する能力には差があるものだ。なかでも、生物学者のあいだで「環境分離株」と呼ばれているものは、現実の世界を生き抜き適応してきただけあって、研究室で培養されている検査用の細菌とは抵抗能力が異なることが多い。

　これに関連する話題として、2016年9月、米国食品医薬品局（FDA）は抗真菌性・抗菌性の石鹸の安全性についてある規制を発行した。特定の19成分について、店頭販売（OTC）される抗菌石鹸での使用を禁じたのだ。ただし、医療施設で使用される手指消毒液はこの規制の対象外だ。この最後の規定は2017年9月に施行された。FDAは、CDCとも協議し反論を受けながらも、次のように結論づけた。製造業者は、規制対象とされる成分を含有する抗菌石鹸について、「日常的に長期使用しても安全であることも、普通の石鹸と水で洗った場合よりも病気予防や感染症の拡大予防に有効であることも実証していない」というのだ。普通の石鹸と水よりも高い効果が実証されていないこと、指定成分の長期使用によって耐性菌が発生するリスクがあることが、FDAによる規制の決定要因となった。禁止された19成分のうち、一般社会にとくに馴染みがあるのは、トリクロサン、フェノール、ヨウ素含有成分の3つだろう。この3つの化合物は、皮膚に対して有害というわけではないが、皮膚への曝露が度重なれば安全とは言い切れない、というのがFDAの見解だ。

考えてみよう

　手指消毒液の研究にはいくつもの洗練された実験手法が用いられ、なかには、定量的微生物リスク評価（QMRA）、パルマー（手掌）メ

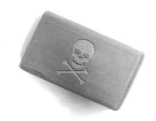

ソッド、メロンボール感染症伝播（MBDT）モデルのように興味深い呼び名のものもある。そのような実験手法とコンピュータモデルは研究者らによって開発され、洗浄剤の有効性を測定する目的でFDAおよび医療・介護用品の製造業者によって用いられている。また、われわれの研究でもそう

したが、他の研究者の研究でも、衛生習慣を定量的に評価する際には腸内細菌の一種であるエンテロバクター・エロゲネスのような非病原性の細菌を使用するのが一般的だ。

　ある研究では、$1cm^2$ あたり100万個のエンテロバクター・エロゲネスを鶏肉の表面に塗布したところ、10万個が手に移り、その後、調理をするうちに $10^3 \sim 10^4$（1000 〜 1 万）CFU/cm^2 が手から野菜へ移った。手、食品、調理器具のあいだでのエンテロバクター・エロゲネスの移動率は、最高で100％と報告されている。ヒトの手のひらの表面積は、男性でも女性でも $110 \sim 190cm^2$ であり、中央値は女性で約 $120cm^2$、男性で約 $170cm^2$ だ（ピンポンのラケットの表面積に近い）。これだけ広い表面積があれば大量の細菌を育むことができ、汚染の程度にもよるが、推定で 1 万〜数百万個にはなるだろう。食品業界で働く人々の手には、たいていの場合、$2 \sim 3$ log CFU（100 〜 1000CFU）/ 片手の腸内細菌科の細菌（大半の細菌種は無害だが、サルモネラ属や病原性大腸菌のように病原菌としてよく知られている細菌種も何種類か含まれる）と $5 \sim 7$ log CFU（10 万〜 1000 万 CFU）/ 片手の中温性細菌（体温に近い温度を好む細菌）が付着して

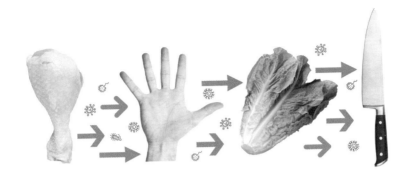

　いるものだ。こうした事実を考え合わせると、食中毒を予防するには正しい手洗い習慣がきわめて重要だと結論づけることができる。

　食品の扱い方や衛生習慣が不適切だと、ヒトからヒトへ、ヒトから食品へ、二次汚染を引き起こしてしまう。報告されている食中毒の発生や食品関連病原体による感染症の27％は、突き詰めればこうした不適切な習慣が原因で起こる。米国ミシガン州デトロイトにあるヘンリー・フォード病院の研究者らは、医療従事者にマウスパッド、ドアノブ、電話、その他の病院内によくある物の表面から回収した細菌の拡大写真を見せることによって、強い不快感や嫌悪感情を抱かせることが手指の衛生の改善につながりうることを実証した。細菌の画像を見せられたあとには、適切な衛生手順を遵守するようになったと回答した医療従事者は24％増加していた。研究者らの予測では、この増加によって院内感染の発生率は40％低下する可能性がある。

　公共の場で手すりに触れることによる細菌の伝播を懸念する声は、1900年にはすでにあがっていた。公共交通機関を利用するのは、細菌の集会に出席するようなものかもしれない。座席からも、ひじ掛けからも、手すりからも、窓からも、抗菌薬耐性菌を含む多様な病原菌が見つかっているからだ。公共のビーチに海水浴に出かけるの

も、ちょっとした運試しになる。大勢の人でにぎわう米国西海岸では、砂浜でも浅瀬でも抗菌薬耐性菌が見つかっている。結局のところ、正しい手洗い手順を守ることが、あなた自身と周りの人々を病気から守る最善の方法なのだ。もちろん、手を洗うだけでなく、シャワーを浴びて全身を洗いたくなることもあるだろうけれど。

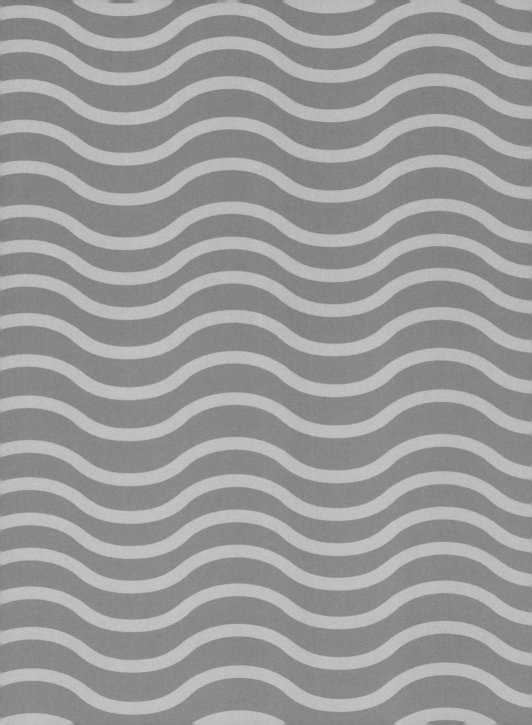

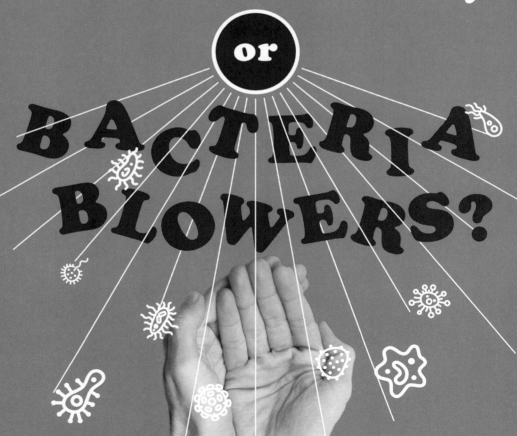

5

HAND DRYERS,

or

BACTERIA BLOWERS?

Chapter 5
ハンドドライヤーは細菌拡散機？
手洗い後にどう乾かすかが問題だ

　乾かすべきか乾かさざるべきか、それが問題だ。手の衛生は病原性微生物の拡散を減らすうえで重要な要因であり、医療従事者向けや、食品小売業や飲食店の従業員向けの手洗い手順のガイドラインも発行されている。手の乾燥は適切な手洗い手順の重要な1工程ではあるが、見過ごされがちな工程でもある。単純に手を乾燥させるだけで、手の表面に残存する細菌数を減らすことができ、手洗い後の手から他の物の表面に移る細菌の数も90％減らすことができる（図1）。

　さらに言えば、手の乾燥はメチシリン耐性黄色ブドウ球菌（MRSA）の院内感染を減らすうえでもきわめて重要なことがわかっているにもかかわらず、手の乾燥方法を具体的に指示した手洗い手順はほとんどない。では、どのような乾燥方法がもっとも適切なのだろうか。

タオルで拭く、ハンドドライヤーで乾かす

　使い捨てのペーパータオルの使用が環境に与える影響について調べた研究によれば、送風式ハンドドライヤーのほうがペーパータオルよりも環境には良い可能性がある。一方、手洗い後の乾燥について

は、英国のウェストミンスター大学——手の衛生のための手指乾燥法における権威——の研究グループは、送風式ハンドドライヤーよりもタオルを使用したほうが効果的なことを明らかにしている。彼らの最新の研究では、手を乾燥させた場所から約30cm先まで拡散するウイルスプラーク数の平均は、タオル使用時には1.6プラークだったのに対し、ジェット式ハンドドライヤー使用時には2188.7プラークだった〔細菌数を数えるときに細菌を培養してコロニーの数を数えるのと同じように、ウイルス数を数えるときは、ウイルスが細胞を破壊することによってできるプラーク（溶菌斑）の数を数える〕。同大学が発表した別の研究でも、手の表面に残存する細菌数はタオルを使用した場合のほうが35%少なかったと報告されている。いや、それどころか、さらに憂慮すべき研究結果が報告されている。指先に付着している細菌の数を乾燥前と

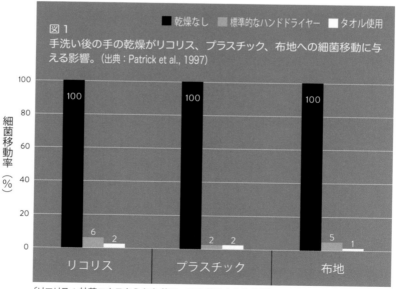

図1
手洗い後の手の乾燥がリコリス、プラスチック、布地への細菌移動に与える影響。（出典：Patrick et al., 1997）

〔リコリス：甘草エキスを入れた菓子。ひも状のものを使用〕

比べると、ペーパータオル使用後には42％減少し、布タオル使用後には10％減少していたが、電動ハンドドライヤー使用後には平均で504％も増加していたのだ。ウェストミンスター大学の研究でも、電動ハンドドライヤー使用後に手の表面の細菌を調べたところ、細菌の総量は255％増加しており、腸内細菌（糞便に含まれる細菌）と皮膚関連細菌（ブドウ球菌属）だけに注目すると438％増加していた。

　手洗い後の手の細菌数が電動ハンドドライヤーを使用することでこんなにも増えるなんて、にわかには信じがたい話だ。だが、前述の2件の研究結果は間違いなく、手に付着した細菌を除去するにあたって、電動ハンドドライヤーはペーパータオルよりも効果が低いことを示している。さらに、温風式やジェット式のハンドドライヤーの使用後に手の細菌数が増えるのは、ドライヤーの風が手を乾燥させると同時に手指の隙間や皮膚のひだに潜む細菌を表出させるからだとする研究も複数報告されている。さらに悪いことに、電動ハンドドライヤーを使用すると、手の表面にいた細菌が吹き飛ばされ、「エアロゾル化」して周囲に拡散される。このような知見が得られているにもかかわらず、FDAの食品基準ではまだ、食品サービス業に従事する労働者が手を乾燥させる方法として、温風式ハンドドライヤーの使用が許容されている。

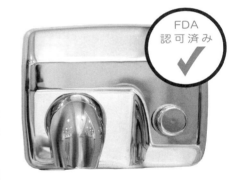

　送風式ハンドドライヤーが細菌の移動に影響するのかどうかを自分たちで確かめるために、われわれは2つの実験を行った。実験5-1では公共の場に設置されたハンドドライヤーについて検証し、実験5-2では市販のハンドドライヤーによる細菌の飛散距離を検証した。

結論から言うと、この2つの実験によって、公共の場に設置されているハンドドライヤーは吸気口も操作ボタンも微生物で汚染されていることと、市販のハンドドライヤーは微生物をエアロゾル化してドライヤー周辺部に急速に拡散させることが実証された。

実験 5-1
公共の場のハンドドライヤーはどれほど汚染されている？

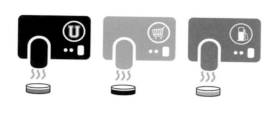

材料と方法

　われわれは、公共の場に設置されているハンドドライヤーとして、クレムソン大学構内（25台）、ガソリンスタンド（14台）、スーパーマーケット（21台）に設置されている計60台の電動ハンドドライヤーを調査対象とした。寒天培地を充填した培養皿（ペトリ皿）の蓋を開け、ハンドドライヤーの送風口から約15cmの位置に置くことで、各ハンドドライヤーの送風サンプルを採取した。また、作動ボタンや吸気口などのドライヤー表面から拭き取りサンプルも採取した。携帯型の温湿度計を用いて各ドライヤーの風速、温度、相対湿度を記録した。送風サンプル採取時の送風口からの距離を約15cmとしたのは、ハンドドライヤー製造業者の提供データに、使用者の多くは送風口から約15cmの位置で手を乾燥させると記載されていたからである。ドライヤーを始動させ、培養皿に入った栄養寒天培地を送風下に30秒間置く動作をサンプル採取の1サイクルとし、各ドライヤーで、1サイクル目の直後に2枚目の培養皿を用いて2サイクル目を実施した。

実験の詳細

　サンプル採取後すぐに、寒天培地入りの培養皿（Difco Plate Count Agar、Becton Dickinson 社製）の蓋を閉め、清潔なプラスチック袋に入れ、研究室に持ち帰った。37℃で 48 時間培養し、細菌数を CFU で測定して記録した。各ハンドドライヤーの作動ボタンと吸気口からの拭き取り採取には、事前に滅菌 0.1％ペプトン水（重量体積比 0.1％、Becton Dickinson 社製）20mL で湿らせて滅菌サンプリング袋（Whirl-Pak bag、Weatherby/Nasco 社製）に入れておいた 5.5cm×5.5cm の滅菌ガーゼを用いた。使用前に滅菌グローブを装着した手でガーゼを絞って余分なペプトン水を除いてから、吸気口または作動ボタンの拭き取りに使用した。

　ドライヤーごとに新しいガーゼを使用し、一方向に一拭きして袋に戻し、研究室に持ち帰った。このガーゼサンプルを毎分 250 回転（rpm）で 30 秒間撹拌した（Seward Stomacher 400 circulator、Seward 社製）。その後、無菌条件下でガーゼからペプトン水を絞り出して袋から取り出し、0.1％ペプトン水で連続希釈して、寒天培地入りの培養皿（Difco Plate Count Agar、Becton Dickinson 社製）正副 2 枚にプレーティングした。これを 37℃で 48 時間培養したあと、25 〜 250 コロニーが形成された培養皿をケベック（Quebec）コロニーカウンター上に置いてコロニーの数を測定し、サンプルあたりの CFU に換算した。コンピュータ上で SAS を用いて解析し、細菌数の平均に統計学的な差があるかどうかを有意水準 5％で評価した。実験 5-1 では、公衆トイレの立地、女子トイレか男子トイレか、ハンドドライヤーの風速を因子として検証した。

実験 5-1 の結果：細菌がもっとも多く検出された場所

　この実験でわれわれがサンプルを採取した公共の場のハンドドラ

イヤーの風速の平均は、時速約68kmだった。時速約24〜143kmの送風の温度範囲は約88〜130℃、平均温度は107℃だった。寒天培地入りの培養皿を用いた野外サンプリングで細菌が検出されたハンドドライヤーの割合は、100%だった。検出された細菌総数は2〜238CFU/サイクル、平均58CFU/サイクルだった。サンプルの採取場所の違い（大学構内のトイレ、スーパーマーケット、ガソリンスタ

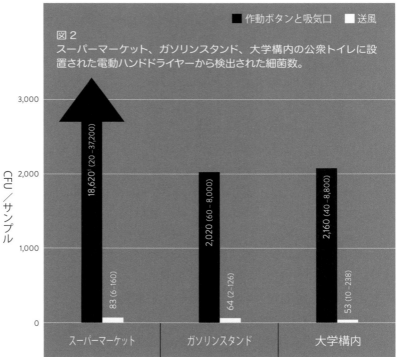

図2
スーパーマーケット、ガソリンスタンド、大学構内の公衆トイレに設置された電動ハンドドライヤーから検出された細菌数。

作動ボタンと吸気口　■送風

CFU／サンプル

18,620¹ (20 - 37,200)
83 (6 - 160)
スーパーマーケット

2,020 (60 - 8,000)
64 (2 - 126)
ガソリンスタンド

2,160 (40 - 8,800)
53 (10 - 238)
大学構内

1：グラフの中の数字はサンプルから検出された細菌数の平均、そのあとの括弧内の数字は検出された細菌数の範囲を示す（大学構内：n=50、ガソリンスタンド：n=28、スーパーマーケット：n=42）。送風の速度と温度の平均は、それぞれ秒速18.7m（範囲は秒速6.8〜40m）、108.2℃（範囲は88〜130℃）。

ンドのハンドドライヤー）によって細菌検出数に統計学的な有意差は認められなかった。ガソリンスタンド、スーパーマーケット、大学構内のトイレで採取されたサンプルの細菌検出数の平均は、それぞれ64CFU/サイクル、83CFU/サイクル、53CFU/サイクルだった（図2）。

　作動ボタンと吸気口は送風よりもさらに汚染されていることがわかった。スーパーマーケットのハンドドライヤーの吸気口から採取されたガーゼサンプルの細菌検出数（1万8620個/サンプル）は、ガソリンスタンド（2020個/サンプル）や大学構内（2160個/サンプル）と比べて、有意に高い検出数だった。スーパーマーケットのハンドドライヤーの細菌検出数が高かった理由を説明するのは難しいが、ハンドドライヤーの使用頻度、使用年数、清掃・メンテナンスの質など、いくつかの要因が関連していると考えられる。

男子トイレのドライヤーは女子トイレのドライヤーよりも不潔：われわれがサンプルを採取したハンドドライヤーのうち、29台（48％）は男子トイレ、31台（52％）は女子トイレに設置されていた。男子トイレに設置されていたハンドドライヤーから採取されたサンプルの細菌検出数の平均は125CFU/サイクルだったのに対して、女

子トイレに設置されていたハンドドライヤーから採取されたサンプルの細菌検出数の平均は81CFU/サイクルだった（図3）。ただし、これは統計学的に有意な差ではなかった。

　でもやはり、仕方ない。この勝負は女性のみなさんの勝ちだった。男子トイレに設置されたハンドドライヤーの作動ボタンと吸気口から採取されたサンプルの細菌検出数は、男子トイレのほうが女子トイレ

よりも有意に高かったのだ。われわれの計算では、男子トイレのサンプルでは平均で1万8660CFU/mL、女子トイレのサンプルでは平均で4420CFU/mLだった（図3）。

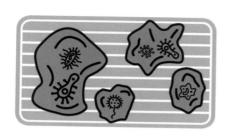

吸気口と送風口のデータをすべて統合すると、細菌数は20～3万7200CFU/mL、1表面あたりの平均は1万1500CFUになる。吸気口表面には作動ボタン表面よりも多くの細菌が存在したが、その理由は、送風口から出る空気に引っ張られるようにして、浮遊細菌を含むトイレ内の空気が吸気口から引き込まれるからだと考えられる（吸気口・送風口の平均＝8450CFU/mL、作動ボタンの平均＝3050CFU/mL）。

そのうえ、これらのハンドドライヤーが定期的に清掃されていないとしたら、空気中の粒子状物質と細菌は吸気口表面に蓄積されていくと予測できる。頭上で回る扇風機の羽根の先端部、冷蔵庫の底面に沿って開いている吸気口、ガスオーブンのフィルター表面に、いったいどれほどの量の埃が積もっているか、あなたは気づいたことがあるだろうか？　どれも基本的な原理は同じである。その面を通過する空気の量が多いほど、捕らえられる塵や埃や細菌の量も多くなる。

実験5-2
どんなケースでも、細菌の検出率100％！

材料と方法

ジュリー・ノースカット博士とミシェル・パリシ博士の指導のもとで、2種類のハンドドライヤーを用いて細菌の飛散実験を行った。使

用したハンドドライヤーはいずれも市販品で、ワールドドライヤー
（World Model A5-974 Dryer、World Dryer 社製）と、ファストド
ライ・ハンドドライヤー（Fastdry HK1800PS Hand Dryer、Allied
Hand Dryers and Baby Changing Stations 社製）である。生菌数測

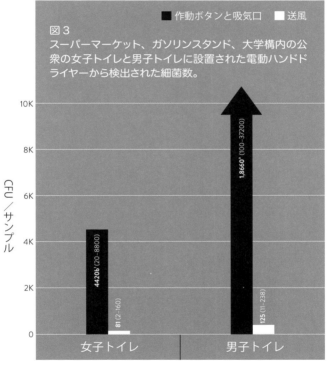

図3
スーパーマーケット、ガソリンスタンド、大学構内の公
衆の女子トイレと男子トイレに設置された電動ハンドド
ライヤーから検出された細菌数。

■ 作動ボタンと吸気口　□ 送風

CFU ／サンプル

女子トイレ　男子トイレ

a、b：図中 a、b の文字は、異なる文字が付されているデータ間で
有意水準 5%の有意差が認められることを示している。
1：グラフ中の数字はサンプルから検出された細菌数の平均、その
あとの括弧内の数字は検出された細菌数の範囲を示す（女子トイ
レ：n=62、男子トイレ：n=58）。送風の速度と温度の平均は、そ
れぞれ秒速 18.7m（範囲は秒速 6.8 〜 40m）、108.2℃（範囲は 88
〜 130℃）。

定用の標準的な寒天培地を充填させた培養皿を用意し、蓋を開けた状態の培養皿をドライヤー周辺のさまざまな位置に置いて浮遊細菌を採取した。

実験の詳細

　まず、微生物学実験用の無菌装置内にハンドドライヤーを設置した。実験前に、ハンドドライヤーの送風口と吸気口の周辺部を70%

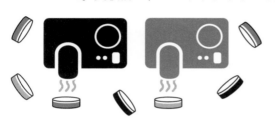

エタノールに浸したガーゼで徹底的に清掃し、5分間自然乾燥させた。その後、蛍光標識された大腸菌実験株（非病原性大腸菌株JM109にクラゲの緑色蛍光タンパク質

［GFP］を組み込んで標識したもの）を107〜108個/mLの濃度で含有する懸濁液0.1mLを送風口に塗布した。この実験用大腸菌株は、2章と4章の実験で用いたものと同じである。滅菌済みのサンプルループ〔金属製の先端部が小さな輪になっている棒状の実験器具で、細菌溶液を塗布する〕を用いて大腸菌液を送風口のノズル先端部に広げたあと、20分間自然乾燥させた。寒天培地入りの培養皿を、蓋を開けた状態でハンドドライヤーの周囲9ヵ所に置いた。ハンドドライヤーは1サイクルにつき30秒間作動させ、その後すぐに培養皿の蓋を閉めた。

　実験は3回ずつ繰り返した。各回とも正副2枚の培養皿を用意し、最初の30秒サイクル（正の培養皿）に続いて2枚目の培養皿（副の培養皿）でも同じ実験を行った。すべての培養皿を37℃で48時間培養したあと、UV照射下に置いて蛍光性のコロニーの数を測定し、その測定数と妥当な希釈係数とで掛け算した。SASを用いてデータ

を解析し、ハンドドライヤーの種類によって、あるいはハンドドライヤーの送風口ノズルからの距離によって差が認められるかどうかを有意水準5％で評価した。実験5-2では、ハンドドライヤーの種類とドライヤー送風口からの位置（送風口ノズル先端からの距離約30cm、60cm、90cm、ノズル直進方向からの角度0度、＋45度、−45

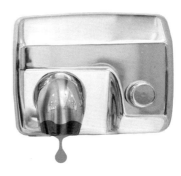

度、＋26度、−26度）について検証した。送風の平均風速は、ワールドドライヤーで時速544km、ファストドライ・ドライヤーで時速450kmだった。送風の平均温度は、ワールドドライヤーで60℃、ファストドライ・ドライヤーで51℃だった（P = 0.01）。

実験5-2の結果：風力と温度はどう影響するか

　公衆トイレに設置されているハンドドライヤーが実際に細菌で汚染されていることがわかったあとで、ハンドドライヤーが送風ノズルから約90cm以上の距離まで細菌を飛散させることも確認された。ハンドドライヤーの周辺に30秒間ずつ置かれた9枚の培養皿のなかで、細菌数がもっとも少なかったのは約90cm離れた位置に置かれた培養皿で、細菌数がもっとも多かったのは約30cm離れた位置に置かれた培養皿だった（図4）。いずれにしても、ワールドドライヤーとファストドライモデルのドライヤーのどちらで検証した場合も、全方向の培養皿の100％で細菌が検出された。回収された細菌のCFUとハンドドライヤーの風速とのあいだの決定係数は、統計学的に有意だが相対的に弱かった（$r^2 = 0.315$、P = 0.0001）。大方の予想どおり、ドライヤーの風力が強いほど、細菌はより遠くまで飛散する。少なくともこの実験では、ドライヤーの送風温度が比較的高

くても室内に蓄積される細菌の数には影響しなかった。

　電動ハンドドライヤーを使用すると手や他の物の表面に付着する細菌の数が増える可能性があることは、他の研究でも示されている。実験 5-1、5-2 は他の研究結果と一致しており、電動ハンドドライヤー

図 4
大腸菌液を塗布したハンドドライヤーを 30 秒 1 サイクルで作動させた場合に、ハンドドライヤーの周囲にさまざまな距離で置かれた寒天培地入りの培養皿から回収された細菌の数の平均（緑色で表記されているのは細菌数の範囲）。

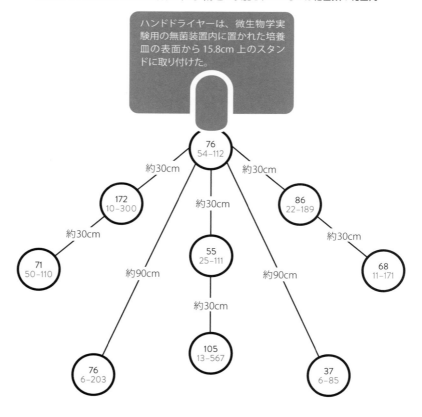

が細菌の移動を促進する可能性があることを実証している。実験5-1では、蓋を開けた状態の培養皿を用いた採取方法でも、滅菌ガーゼを用いた拭き取りによる採取方法でも、細菌検出率は100％だった。この結果は、細菌の生存と増殖に必要な栄養源が目に見える形では存在していなくても、公衆トイレに設置されているハンドドライヤーの作動ボタンと吸気口はかなり汚染されていることを示している。さらに、実験5-2の結果は、電動ハンドドライヤーの風に乗って細菌が移動するということ、また、ハンドドライヤーを30秒間作動させたときに拡散する細菌数は毎回ほぼ同じであることを示している（図4）。これらの実験結果からわかるとおり、電動ハンドドライヤーを使用すると、先に使用した人々によって持ち込まれ、ハンドドライヤーの表面や内部に付着していた細菌を浴びることになりかねない。そう、ハンドドライヤーは細菌飛散機なのだ。

考えてみよう —— 巻き添え被害

　電動ハンドドライヤーが水滴を拡散する様子を確認するために、英国リーズ大学の微生物学科の研究者らは、実験参加者の手を黒色の水性絵具で真っ黒にしたあと、低速の温風式ハンドドライヤーとジェット式ハンドドライヤーの両方を用いて手を乾燥させた。この研究と別の追跡研究によって、ハンドドライヤーを使用すると水滴が使用者のほぼ全身を覆うように飛散すること（図5）、また、酵母菌を手に塗布された実験参加者がドライヤーを使用したあとには酵母細胞がハンドドライヤーから最長1.37m離れた位置まで飛散していることが明らかになった。この実験では、ジェット式ハンドドライヤーの送風口から吹き出る風の速度は時速600kmだったのに対し、温風式ハンドドライヤーの風速はわずか時速72kmだったが、どちらのハンドド

ライヤーも、水滴と酵母菌をドライヤー付近にいる人にまで飛散させる。細菌などの微生物は、送風口ノズルや吸気口などの部位から飛散してくる可能性もあるが、トイレ内の空気からハンドドライヤーへと引き込まれた微生物がそのままハンドドライヤーから吹き出てトイレ内で再分布される可能性もある。いずれの場合も、ハンドドライヤー装置は細菌を移動させている。

　電動ハンドドライヤーは医療施設では推奨されていない。ではなぜ、食品小売店や食品加工施設では使用されているのだろうか？　ハンドドライヤーは二次汚染を最小限に抑えるというより、清潔な手や、従業員の衣服、周辺の壁や床の表面へ細菌を飛散させている可能性がある。ハンドドライヤーは食中毒や病原性微生物が個人へ、そしてその環境で調理され消費される食物へと拡散するのを助長している可能性があり、使用者が病気だったり感染者だったりすれば、汚染の程度はさらに高まることになる。欧州組織シンポジウムで世界卸売市場連合会（WUWM）は、ハンドドライヤーとロール式タオルは微生物汚染を引き起こす可能性があるため食品調理室では使用すべきでないと推奨した。実験5-2で明らかにされたように、エアロゾル化した細菌は約90cm以上飛散するので、ハンドドライヤーを全員が毎回使用するわけではないとしても、従業員も壁や床の表面も細菌汚染のリスクにさらされている。

　リーズ大学の研究は、食品加工施設や食品小売店で手洗い後に手を適切な方法で乾燥させることの重要性を浮き彫りにしている。懸念されるのは、ハンドドライヤーを介して細菌などの微生物が拡散される可能性だけではない。実は、男性の平均乾燥時間（17秒）も女性の平均乾燥時間（13.3秒）も、実験手順として規定されたハンドドライヤー使用時間である30秒に満たないことが複数の観察実験で明らかにされている。そして、食品を扱う場でも、病院でも、手の乾燥が

十分でないことが細菌の拡散に大きく影響するとわかったのだ。衛生教育はきわめて重要であり、労働者に正しい手順で手洗いと手の乾燥を実施してもらうための新たな戦略が求められている。電動ハンドド

図5
全身白服の参加者が両手を黒色の水性絵の具に浸してからジェット式ハンドドライヤーに手をかざしたときに全身の白服に飛散した絵の具のシミの数。
(出典：Best et al.、2014)

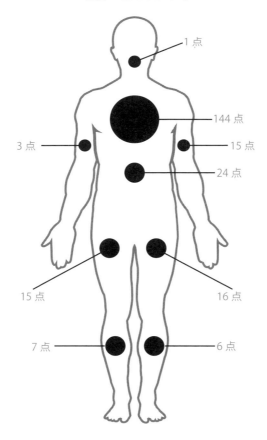

ライヤーを清掃して消毒すれば、人体に害をなす可能性のある微生物がエアロゾル化されるリスクを減らせるかもしれないが、そのような清掃方法の有効性についてはわれわれの実験では検証しなかった。細菌を拡散する可能性があるという理由でハンドドライヤーが医療業界での使用に適さないのであれば、食物を扱う環境にも適さないと言えるのではないだろうか。

タオル vs. ハンドドライヤー

　結論から言えば、概ね、タオルの勝ちである。メイヨークリニックのレビューに基づく評価スコア表を見てみよう。

乾燥効率：ペーパータオルとジェット式ハンドドライヤーは約 10 秒で乾燥度 90 %を達成したが、温風式ハンドドライヤーで同程度の乾燥度を達成するには 40 秒かかった。

細菌除去：ジェット式ハンドドライヤーは温風式ハンドドライヤー（とくに UV 照射付き）よりも除菌に優れていたが、ペーパータオルのほうがジェット式ハンドドライヤーよりもわずかに優れており、とくに指先の除菌に優れていた。

二次汚染：手の乾燥法より先に、トイレ空間に浮遊する細菌について考えてみよう。小便器や大便器の水を流すたびに霧状の細かな水滴が便器の周囲約 550cm に飛散する。公衆トイレに入るたびに大便 / 小便が噴霧される可能性があるなんてことは、あまり考えたくない話かもしれないが、そのような細菌の噴霧をハンドドライヤーがさらに助長して

いるのではないかという懸念もある。温風式ハンドドライヤーが細菌を拡散する範囲は最大約90cmだが、ジェット式ハンドドライヤーが細菌を拡散する範囲は最大約180cmに及ぶことがわかっている。一方、ペーパータオルは細菌を拡散させない。

人々の使用傾向：英国、米国、オーストラリアの3件の調査研究では、ハンドドライヤーよりもペーパータオルを好んで使用する人の割合のほうが55～60%上回っていた。

騒音レベル：ハンドドライヤーを使用すると、ペーパータオルを使用するよりも大きな騒音が発生する。ジェット式ハンドドライヤーから約180cm以内の騒音レベルは92～94デシベルで、走行中の大型トラックから約270cm以内の騒音レベルと同程度である。

費用：ペーパータオルには交換作業が必要で、廃棄物の処理も必要になるため、費用がかかる。一方、ハンドドライヤーの場合は最初に設置費用として約100～1800ドルかかる。ペーパータオルの費用は1シートあたり0.75～2.2セント、廃棄費用は1シートあたり15～50ドルである。

環境への影響：これに関しては、ハンドドライヤーが優位に立つ。製品の一生、すなわち原材料から廃棄に至るまでの全工程で発生する環境への影響を評価する手法として、「ライフサイクルアセスメント」という指標が用いられている。カナダのゲルフ大学の研究者らは、2種類のペーパータ

オルを用いた実験によって、手の乾燥にペーパータオルを使用した場合の環境への影響は、温風式ハンドドライヤーやジェット式ハンドドライヤーで手を乾燥させた場合よりも大きいと結論づけた。

メイヨークリニックで行われた別の研究では、電動ハンドドライヤーを使用した場合もペーパータオルを使用した場合も細菌の減少数はほぼ同じだったが、われわれが集めたエビデンスでは、廃棄物削減とエネルギー削減に関しては電動ハンドドライヤーのほうが優位であるものの、細菌数を減少させる効果に関しては、ペーパータオルを支持している研究がほとんどだ。ところで、ひょっとして、あなたは電動ハンドドライヤーを使用したあとでさえ、その手を服で拭いたりしていないだろうか。実は、そのような行動も細菌の拡散に関係しているのだが、こうした移送メカニズムについては、次のパートで詳しく見ていこう。

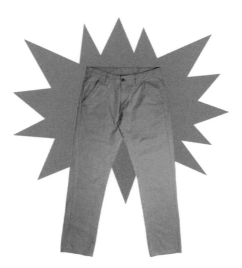

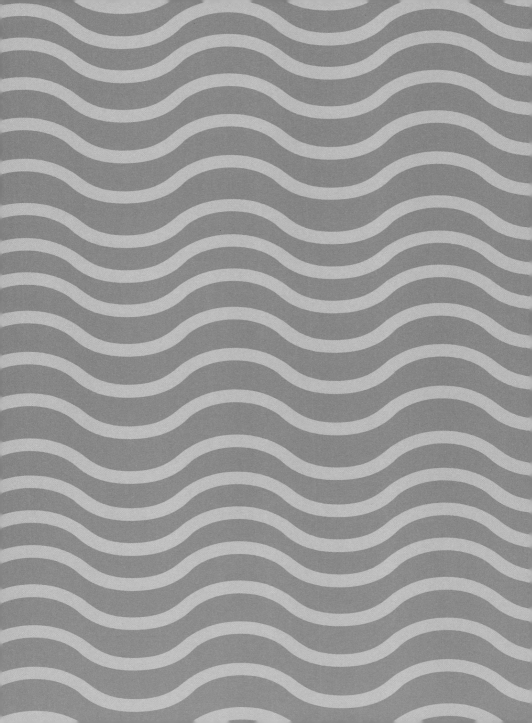

Transport

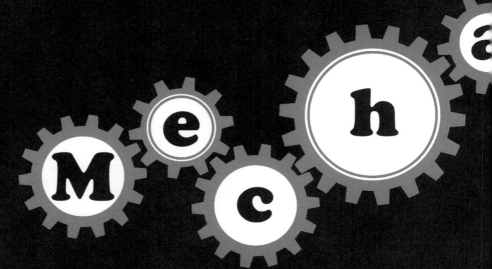

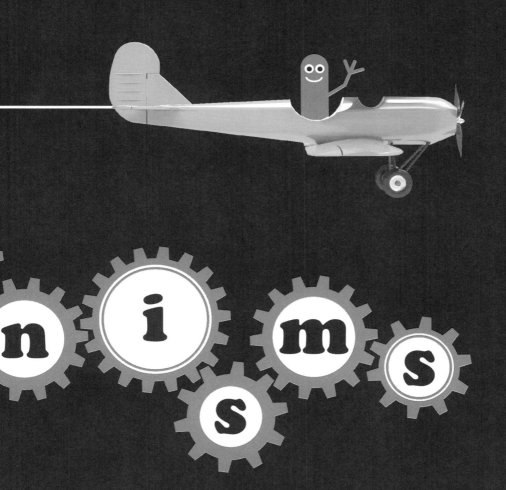

Part 3
移送メカニズム
微生物が拡散していく意外な経路

　このパートのタイトルは、食をテーマにした米国の民放テレビ局「フード・ネットワーク」で長年放送されている料理番組「グッド・イーツ（Good eats）」のホスト役をつとめる料理家アルトン・ブラウンの言葉から拝借した。ソースにディップして食べるタイプのチップス料理を特集した放送回で、ブラウンはチップスをソースにディップして食べる行為について、「半径約90cm以内にある白いカーペットをソースで汚すための移送メカニズム」であると定義していた。本書のパート3では、食べ物に付着したり混入したりする細菌がどのような方法で運ばれてくるのかに着目し、手や調理器具やお箸を使った食べ物の取り扱い方から、レモンのスライスやポップコーンの扱い方、ディップソースの二度漬け問題までを取り上げる。

　このパートの主題は、細菌などの微生物がヒトからヒトへと移動する方法である。微生物の移動方法には、皮膚の接触、唾液などの体液、空気、食品、水、昆虫、その他の媒介物（寝具類、玩具、その他のあらゆる無生物の表面）を介した移動など、さまざまな方法がある。微生物が空気（くしゃみ、咳、電動ハンドドライヤー）、水（飲料水、汚染された農業用水、洗浄水）、食物に媒介されて運ばれることは、ほとんどの人が知っている。また、昆虫も病原菌を運ぶ。たと

えば、蚊はマラリアの伝染を媒介するし、ラットに寄生するノミは腺ペストを伝播するし、ハエは脚に細菌をくっつけて、あなたの食べ物の表面へと運んでくる。タオルや床も、運動する人々の足の裏に生息する真菌類の拡散を媒介するし、まな板の上で繁殖したサルモネラ菌が洗い立てのレタスに付着することもある。また微生物は、レモンのスライスを介して、レモンを切った人から食べる人へと移ることもあるし、誰かとスプーンを使いまわしたときや、1つの容器に入ったポップコーンを複数人で分け合って手づかみで食べたときにも、ヒトからヒトへと移動する。もちろん、チップスをソースに二度漬けしたときも同じだ。このようなものもすべて「媒介物」と呼ぶことができるだろう。

　われわれ人間は絶えず微生物を共有している。通常は何の有害作用もないし、場合によっては、免疫の強化につながるなど、結果的に恩恵を受けることさえある。幼少期に細菌にさらされると、健康的で多様性のある腸内フローラ（腸内細菌叢）が育まれ、免疫強化の助けになる。また、ヒトには獲得免疫と呼ばれる免疫機構が備わっているため、過去に遭遇したことのある病原体や、遭遇していなくてもその病原体を模倣したワクチンを接種したことのある病原体であれば、「免疫記憶」が働いて速やかに防御できる。初めての病原体に遭遇すると、その病原体を特異的に攻撃する防御物質（抗体、あるいは免疫グロブリンとも呼ばれる）が体内で産生されるのだ。

　このように人体に自然に備わっている防御メカニズムを利用して、水痘（水疱瘡）、ポリオ（急性灰白髄炎）、風疹（三日ばしかとも呼ばれるが、麻疹とは別）、麻疹、ムンプス（流行性耳下腺炎、おたふく風邪）、天然痘（疱瘡）の原因になるウイルスに対する免疫を強化するためのワクチンも開発されている。このようなウイルスのなかには、死亡などの重篤な結果を引き起こすものもあるが、ワクチンが開

発されたおかげで天然痘は1977年に自然発症した患者を最後に根絶されており、この成果によってワクチンは信用を勝ち得た。また、細菌（チフス菌）が原因で引き起こされる腸チフス熱の発症数もワクチンのおかげで大幅に減少している。そのため、病原体にさらされると病気に対する免疫の発達が促される可能性があるというのは事実である。この事実を拡大解釈してしまったのか、自分の子どもをわざと水疱瘡にさらすために「水疱瘡パーティ」に参加する親もいるようだが、そのような行為は医療分野では危険行為とみなされている。

　しかし、医療分野でも一部ではいわゆる衛生仮説——幼少期に寄生虫、細菌、ウイルスにさらされると免疫系が強化され、アレルギー、喘息、その他の炎症性疾患を発症する可能性が低下するという説——がささやかれてきた。衛生仮説では、特定の病原体に対する免疫はその病原体にさらされることによって発達するとされている。ヒトの体内で病原体に特異的な抗体が産生されるからだ。しかし、医療分野の大半の人々は、特定の「良い」細菌にさらされることで、全体的に強い免疫系が発達するものと考えている。

　当然ながら、免疫系が病原体に圧倒される事態も起こりうるし、人々はありふれた風邪やインフルエンザ、その他の病原体、場合によっては食品関連の病原体によって病気になることもある。そのため、微生物に身をさらして免疫系を強化することも重要かもしれないが、それが必ずしも良策とは限らない。すでに述べたとおり、免疫機能が低下している人は病原体による感染リスクがとりわけ高いし、健康にまったく問題のない人でも、身体的または精神的ストレスを経験している最中や風邪を撃退したばかりの病みあがりの時期には免疫機能が低下し、感染リスクが高まる。

　ここで、移送メカニズムの話に戻そう。人々の手や口のなかにいる細菌などの微生物は、さまざまな媒介物によって運ばれ、ヒトからヒ

トへと移動する。口のなかにいる「口腔細菌」の大部分は集団で歯の表面に存在し、最終的にはプラークや歯垢などと呼ばれるバイオフィルムを発達させる。ヒトの口腔細菌が人体の他の場所で自然に見つかることはない。また、ヒト口腔細菌のなかには伝染性疾患を引き起こしうるものも含まれている可能性がある。口腔細菌には細菌やウイルスの病原性株が含まれている可能性があり、疾患は粘液を介して広まる。単独の個人から大規模集団への疾患の拡散を予測するための複雑な統計モデルもすでに開発されている。

　食べ物や、他人が触れた食品「媒介物」からの感染による疾患の全体的な影響は、おそらく過小評価されている。風邪を引いても、その風邪にかかったのがポップコーンを他人と分け合ったときなのかどうかを知るのは難しい。毎年、世界中で150万人が呼吸器感染症で死亡し、170万人が下痢性感染症で死亡し、呼吸器感染症の33％と下痢性感染症の94％は環境要因に起因するものだ。患者数の多い上位10種類のウイルス性疾患と病原性細菌株については、媒介物によって伝播されることが実証されている。われわれはすでに、院内感染や食中毒感染の主な感染経路が手であることも知っている。

　病原性微生物による食物汚染は、その食物が収穫されてから消費されるまでのどの時点でも起こりうる。感染者によって調理されたことによる感染（ヒトからヒトへの拡散）や、空気感染、昆虫、有害生物、げっ歯類、ペット動物による伝播を通じて、病原性微生物は拡散する。一部の症例では、病原となった微生物が回復後も患者に感染したまま残る場合もある。そのような状態にある人を保因者、保菌者などと呼ぶ。保菌者としてもっとも有名な人物と言えば、「腸チフスのメアリー」とも呼ばれた料理人のメアリー・マローンであろう。20世紀初頭のニューヨークで、彼女は実は腸チフス菌の慢性的保菌者であり、腸チフス熱の感染源となっていたことが突きとめられた。メア

リー自身は腸チフスを発症したことはなかったが、周囲に腸チフス熱（チフス菌）を拡散していたのだ。現在、チフス菌はゲノム配列が解読され、より正確な名称としてサルモネラ属エンテリカ亜種エンテリカ血清型チフィと名付けられている。

　というわけで次章からは、誰かがあなたの飲み物にレモンのスライスを入れたとき、器に入ったスープを友人と分け合ったとき、パーティの席で悪評高い「ディップソースの二度漬け」をする人がいたときなど、思いがけない経路で微生物がヒトからヒトへ拡散されていく様子を見ていこう。

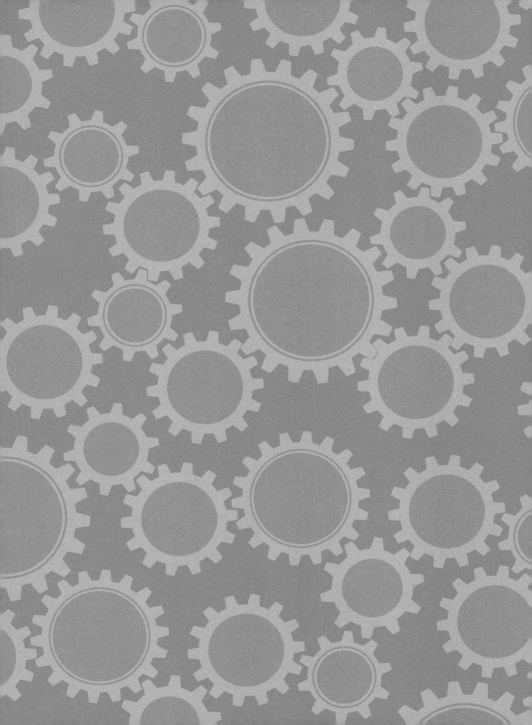

6

THINGS YOU PUT IN YOUR DRINK

Chapter 6
ドリンクに何を入れますか？
氷やレモンからどれほど細菌が移るか

　アルコールにせよノンアルコールにせよ、誰もがドリンクを消費する。そのため、ドリンクは飲食業において大きな部分を占める。2015年には、ソフトドリンクの世界市場は8410億ドル、アルコール飲料市場は1兆3440億ドルだった。パーティドリンク量の計算サイトによれば、パーティ参加者1人あたりの平均的なドリンク消費量は、最初の1時間に2ドリンク、その後は1時間につき1ドリンクである。まあ、20世紀に一世を風靡した米国人喜劇役者のW・C・フィールズ（本名ウィリアム・クロード・デューケンフィールド）はこの限りではないが。酩酊顔で撮影されたポートレートで知られるフィールズも、パーティドリンク量計算サイトがある時代に生まれていたら、飲むペースを抑えられていただろうか。

　ところで、あなたはドリンクを飲むときに、何を入れるだろうか？　たとえばアイスティーの場合、スライスレモンや氷が入る場合が多い。お店のスタッフがあらかじめ入れ

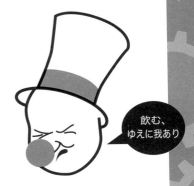

飲む、
ゆえに我あり

て出してくれることもあれば、客が自分で入れることもある。手やスコップで入れることが多いが、実は、どちらを使用しても細菌汚染の絶好の機会となる。もちろん、この場合も食品経由での病気の伝播の主役は汚れた手だった。

オン・ザ・ロック

　氷について考えてみよう。これまでろくに考えもしなかったかもしれないが、あなたがカクテルやソーダに入れる小さなキューブ状の氷も、本書でこれまでに登場してきた病原性の微生物に汚染されていないとは限らず、病気の拡散をもたらす可能性がある。たとえば1987年には、米国のペンシルバニア州、デラウェア州、ニュージャージー州で、氷を感染源とするノーウォークウイルス（現在のノロウイルス）の食中毒が発生した。米国疾病対策予防センター（CDC）の推定では、5000人以上が感染した。ペルーでも、1991年に氷の汚染が原因でコレラが流行し、ペルー国内で患者7922人、死者17人を出したあと、被害は中南米に拡大した。2000年代前半には、市販されているブラジル産の氷から下痢原性大腸菌が検出された。2005年には、ナイジェリアの小売店で生産された氷から抗菌薬耐性菌（単離された細菌のうち、アンピシリン耐性100%、エリスロマイシン耐性67%、テトラサイクリン耐性87%）が検出され、その汚染濃度は細菌1000個/mLを上回った。他にも、製水機内の氷から病原体が検出された事例が複数件ある。

　冷たいドリンクに使用された氷について3500サンプル以上調べた調査では、9%で大腸菌群が検出され、11%で総細菌数が1000個/mLを上回った。高級コーヒー好きにはお気の毒だが、2017年には、スターバックス、コスタ、カフェ・ネロのアイスコーヒー飲料にも大

腸菌が含まれることがわかった。

レモン

元気の出る明るい印象の柑橘フルーツであるレモンは、細菌との闘いに一役買ってくれる可能性がある。レモンやレモン抽出液は、大腸菌、リステリア菌、サルモネラ属などの食中毒性病原菌も含めた多くの種類の細菌、酵母菌、カビを死滅させることが、さまざまな研究によってすでに明らかにされている。レモン果汁がHIVを防ぐことも示されている。しかし、当然ながらレモンにも環境細菌は付着しており、レモンと、そしてドリンクに入れられる他の物——氷など——との間で二次汚染を引き起こす可能性がある。しかも、手から食品への細菌移動は、指で唇に触る癖のある人の場合にとくに起きやすいことがわかっている（ひょっとして、この本を読んでいる最中にも、あなたは指で唇を触れているのではないだろうか。もしそうなら、その癖は直したほうがいいだろう）。

　果物の皮の表面に細菌がいれば、その細菌は最終的に、その果物から作られるドリンクのなかに入る可能性がある。たとえば、オレンジの皮にネズミチフス菌、大腸菌、リステリア菌が付着していれば、それらの細菌は最終的に、そのオレンジから作られるジュースのなかに入ることになる。細菌は、ドリンクに浮かべられたスライスレモンや、グラスの縁に飾られたカットレモンから混入する場合もある。あるいは、くし型にカットされたレモンがセルフサービスのドリンクバーに用意されているのもよく見かける。そのようなレモンに触れるのは、レストランの従業員だけではない。他の客も洗っていない手をボールにつっこみ、レモンをつかもうとして、手を滑らせて落とした

りしている。これまでに細菌移動について学んできたことを考え合わせれば、スライスレモンは細菌汚染の危機にさらされる機会が多く、冷蔵されずにドリンクバーに置かれた状態では細菌の増殖も促される可能性もある。そんなスライスレモンをドリンクに入れて飲めば、病気になってもおかしくないだろう。

料理を提供する人々

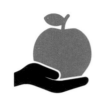

　飲食サービスの場での二次汚染は、食中毒において重要な役割を果たす。手の表面にいる細菌は料理を準備するあいだに手から直接的に、あるいは食材が触れた物の表面から間接的に、生の食材に移る可能性がある。食品を扱う人物が実は病気にかかっていて病原体を撒き散らしていたとしたら、目立った症状はなくても汚染源になる可能性はある（「腸チフスのメアリー」の例を思い出してほしい）。ステンレス、布、グローブ、手などが食品に接触した場合の細菌移動について調べた研究も、少なくとも13件はある。

　自分たちの目で真実を確かめるために、われわれは実験の目的を3つ定め、それぞれの問いに対する答えを求めた。

①汚染された手で扱った場合、手からレモンへの細菌移動の程度は？
②汚染されたレモンの貯蔵中に細菌数は増えるのか？
③汚染された手やスコップで扱った場合、氷への細菌移動の程度は？

実験 6-1
手からレモンへ移る大腸菌 —— 湿ったレモン、乾いたレモン

材料と方法

これまでの実験と同じく、蛍光性
遺伝子を組み入れたアンピシリン耐
性の大腸菌株を用いて、手からレモ
ンへの細菌移動を追跡した。実験参
加者は全員、まず温水と石鹸で手を
洗ってから空気乾燥させた。次に、

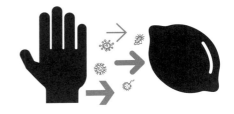

100万個/mL ほどの大腸菌液 1mL を利き手の手のひらの中央にと
り、両手を 30 秒間こすり合わせて大腸菌を手に塗布してから、30
秒間空気乾燥させた。その両手でレモンを挟んで 30 秒間転がすよう
に扱った。検証は湿ったレモンと乾いたレモンの両方について行い、
各レモンへの大腸菌移動数を、大腸菌を塗布していない手でレモンを
扱った場合にレモン表面から回収された細菌数と比較した。

実験の詳細

参加者がレモンを扱ったあと、滅菌 0.1％ペプトン水 20mL が入っ
たストマッカー袋に参加者の両手とレモンを別々に入れて 30 秒間も
み洗いし、表面に残存する細菌を回収した。次に、細菌を懸濁させた
ペプトン水 1mL を各ストマッカー袋から取り出し、滅菌 0.1％ペプ
トン水 9mL のなかに添加してから、連続希釈した。サンプル希釈液
から 0.1mL をピペットで吸引し、トリプシン・ソイ・アガーの寒天
培地を充填させた正副 2 枚の培養皿にプレーティングした。培養皿
を 5 〜 10 分間静置したあと上下を裏返し、37℃で 24 時間培養した。
翌日、培養皿を UV 照射下で調べ、蛍光性を示すコロニーの数が 25
〜 250CFU である培養皿を選んでコロニー形成数を測定し、希釈係
数を掛け算したあと、片手あたりの細菌数（CFU/ 片手）と対数細菌
数（log CFU/ 片手）に換算した。

手からレモンへの大腸菌移動率（％）の計算には、次の式を用いた。

$$移動率（\%）= \frac{レモンから回収された細菌数（CFU）}{手から回収された細菌数（CFU）＋レモンから回収された細菌数（CFU）} \times 100$$

　この方法で移動率を計算すると、おそらく、手にもともと付着していた細菌のすべてが回収されるわけではないので、移動細菌量は多めに見積もられる。移動率がどの程度であっても、手にもともと付着していた細菌がすべて移動するようなことはない（手またはレモンの表面に物理的に接着しているからだ）。手からレモンへの移動率は、この計算式による計算方法のほうが、塗布した細菌の総量を分母に用いる計算方法よりも約1%高くなった。

　この実験6-1でも、後に続く6-2、6-3の実験でも、記述統計の解析には統計解析システム（SAS）を用いた。実験6-1（手からレモンへの細菌移動）は3回繰り返され、毎回11～13人の参加者が湿ったレモンを用いる手順と乾いたレモンを用いる手順で実験を行った。観察はいずれも正副2枚の培養皿で行われたため、各処理（湿ったレモンまたは乾いたレモン）の観察回数はそれぞれ計70回となった。実験6-2（貯蔵レモン表面の残存細菌）では、①貯蔵温度（室温と冷蔵温度）、②貯蔵時間（0時間、4時間、24時間）という2つの変量について検証した。実験は5回繰り返し、各処置に正副2サンプルずつ使用したことから、貯蔵温度と貯蔵時間を組み合わせた各処置の観察回数は計10回ずつとなった。処置の効果については、大腸菌数に差が生じるかどうかを、SASを用いて有意水準5%で評価した。実験6-3（手またはスコップから氷への細菌移動）も3回繰り返し、毎回11人の参加者が、手を用いる手順とスコップを用いる手順を実施した。観察はいずれも正副2枚の培養皿で行われたため、各処理（手またはスコップ）の観察回数はそれぞれ計66回となった。

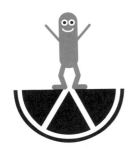

実験 6-1 の結果：湿った表面のほうが多い

あらかじめ湿らせておいたレモンのうち、手から移動した大腸菌が検出されたレモンの割合は 100％だったのに対し、乾いたレモンで大腸菌が検出された割合はわずか 30％だった。湿ったレモン表面で検出された大腸菌数の平均は 6123 個であり、手からの移動率は平均 5％だった（図 1）。対照的に、乾いたレモン表面で検出された大腸菌数の平均は 1502 個であり、大腸菌が検出された 30％のレモンへの移動率の平均は 0.7％となった。

　一般的な常識や、これまでの研究から得られた結論からもわかるとおり、湿った表面のほうが乾いた表面よりも細菌を拾いやすい。たとえば、ある研究の報告では、牛肉からグローブへ、グローブから牛肉へと移動する大腸菌の数は、グローブが湿っている場合のほうが多かった。

実験 6-2
スライスレモン表面に大腸菌はどれくらい残る？

材料と方法

　スライスレモンの表面に残存する大腸菌について、3 通りの貯蔵時間（0 時間、4 時間、24 時間）と、冷蔵温度（4℃ ±2℃）と室温（21℃ ±2℃）という 2 通りの貯蔵温度で検証した。レモンに蛍光性のアンピシリン耐性大腸菌を塗布するために、大腸菌溶液 20mL が入った滅菌袋のなかにレモンを 1 個ずつ入れ、袋を 30 秒間振ってからレモンを取り出し、5 分間空気乾燥させた。この汚染レモンを 4 つにスライスした。スライスレモン 1 セットの表面の大腸菌数を 10 分

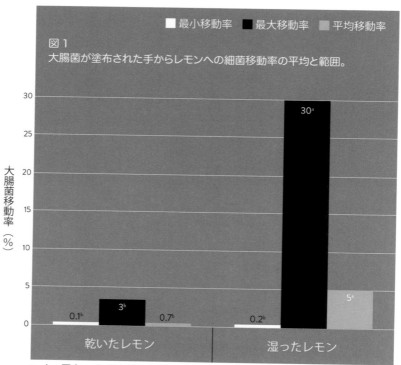

図 1

■最小移動率　■最大移動率　■平均移動率

図1
大腸菌が塗布された手からレモンへの細菌移動率の平均と範囲。

大腸菌移動率（%）

30 25 20 15 10 5 0

0.1ᵇ　3ᵇ　0.7ᵇ

30ᵃ

0.2ᵇ　5ᵃ

乾いたレモン　　　　　湿ったレモン

a、b：図中 a、b の文字は、異なる文字が付されているデータ間で有意水準5%の有意差が認められることを示している。n=70。

後に測定し、残りのスライスレモンを室温または冷蔵温度のいずれかで、4時間、24時間貯蔵した。貯蔵時間後、スライスレモンから大腸菌を回収し、回収された大腸菌数を実験6-1に記載した方法で測定した。

実験6-2の結果：冷蔵貯蔵の効果

　おそらく大方の予想どおりかと思うが、塗布直後の大腸菌数はかなりの数だった。しかし、室温で貯蔵された場合には、レモン表面の

大腸菌数は 24 時間後のほうが多かった（図 2）。冷蔵貯蔵したことで、レモン 1 個あたりの大腸菌数は約 10 万 CFU から 4 時間後には 100CFU にまで減少していたが、24 時間後にはそれ以上の減少はみられなかった。メキシコのグアダラハラ大学の E・フェルナンデス・エスカルティンらの研究では、カットされたスイカとパパイヤの表面に存在するサルモネラ菌や赤痢菌などの病原菌の数は、室温で 6 時間以内に増加していたし、カットフルーツの表にレモン果汁をかけて

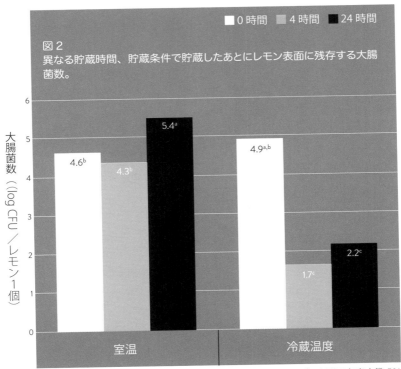

図 2
異なる貯蔵時間、貯蔵条件で貯蔵したあとにレモン表面に残存する大腸菌数。

■ 0 時間　■ 4 時間　■ 24 時間

大腸菌数（（log CFU ／レモン 1 個）

6

5

4

3

2

1

0

4.6[b]　4.3[b]　5.4[a]　　室温

4.9[a,b]　1.7[c]　2.2[c]　　冷蔵温度

a、b、c：図中 a、b、c の文字は、異なる文字が付されているデータ間で有意水準 5% の有意差が認められることを示している。n=10。

も、2時間後には細菌数は増加していた。

実験6-3
手・金属製スコップから氷へ移る大腸菌

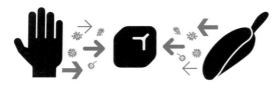

材料と方法
　実験参加者はまず、温水と石鹸で手を洗ってから空気乾燥させた。その後、実験6-1と同じく、蛍光性のアンピシリン耐性大腸菌1mLを利き手の手のひらの中央に取り、両手を30秒間こすり合わせて手に塗布してから、30秒間空気乾燥させた。消毒済みの金属製スコップに大腸菌を塗布する際には、大腸菌溶液1mLをスコップの中央に取り、滅菌済みのガラス棒を用いてスコップの表面全体に広げたあと、30秒間空気乾燥させた。

実験の詳細
　手またはスコップから氷への細菌移動率を測定するために、次の4つの処置について検証した。

　①大腸菌を塗布していない手で氷を扱う
　②大腸菌を塗布した手で氷を扱う
　③大腸菌を塗布していないスコップで氷を運ぶ
　④大腸菌を塗布したスコップで氷を運ぶ

　参加者は全員、手を洗ってから空気乾燥させた。それから、氷を手でひとつかみし、あらかじめ滅菌0.1%ペプトン水20mLを入れておいたフィルターストマッカー袋にすぐに入れた。これと同じ手順

を、大腸菌を塗布した手、塗布したスコップ、塗布していないスコップでも繰り返した。ストマッカー袋内で氷とペプトン水を30秒間混ぜた。参加者の手に付着した大腸菌の数を測定する際には、氷をつかむのに用いた利き手を、あらかじめ滅菌0.1%ペプトン水20mLを入れておいたストマッカー袋に入れ、30秒間揺すって手指、手のひら、手の甲にペプトン水が行き渡るようにしながら撹拌する。次に、ペプトン水/大腸菌懸濁液1mLを袋から取り出し、滅菌0.1%ペプトン水9mLに添加してから、0.1%ペプトン水で連続希釈した。この希釈液0.1mLを、アンピシリン100mg/mL含有トリプシン・ソイ・アガーの寒天培地の表面に塗り広げた。寒天培地入りの培養皿を5〜10分間静置したあと、上下を反転させ、37℃で24時間培養した。翌日、培養皿をUV照射下で観察し、蛍光性のコロニー形成数が25〜250CFUのものを選んでCFUを測定し、適切な希釈係数を用いてCFU/mLに換算し、さらに、使用された洗浄溶液量に基づき、片手あたり、またはスコップあたりの細菌数（CFU）と対数細菌数（log CFU）に換算した。手またはスコップから氷への大腸菌移動率（%）の計算には、次の式を用いた。

$$移動率（\%）= \frac{氷から回収された細菌数（CFU）}{手またはスコップから回収された細菌数＋氷から回収された細菌数（CFU）} \times 100$$

実験6-3の結果：問題の複雑さ

われわれの実験では、手から氷への細菌移動率の平均は19.5%、スコップから氷への細菌移動率の平均は66.2%だった（図3）。塗布後に回収できた大腸菌数ではなく、手に塗布した大腸菌数を分母として計算した場合、手から氷への細菌移動率は約2%、スコップから氷への細菌移動率は約40%になった。いずれの方法で計算しても、手

から氷へ移動した大腸菌数は2000個未満で、スコップから氷へ移動した大腸菌数は約5000個だったことになる。手よりもスコップからの移動率のほうが高いのは、予測どおりである。というのも、多孔性の皮膚表面に比べて、ステンレス表面は滑らかであるため、細菌が接

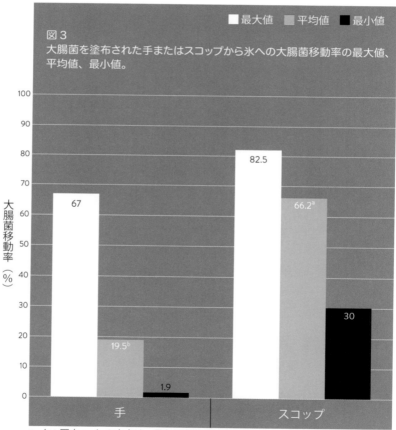

図3
大腸菌を塗布された手またはスコップから氷への大腸菌移動率の最大値、平均値、最小値。

a、b：図中a、bの文字は、異なる文字が付されているデータ間で有意水準5%の有意差が認められることを示している。

着しにくいからだ。

　これまでの研究から、物の表面に存在する細菌は、他の表面との接触が繰り返されるうちに脱落しうることが明らかにされている。なかでも氷からヒトへの病原性微生物の移動に関する研究の歴史は長い。氷からヒトへ伝播される場合、病原体はたいてい、氷を作るために使用された水によって持ち込まれるが、食品や氷の物理的な扱い方が原因で二次汚染が起きて病気を引き起こす場合もある。ステンレス表面から食品への細菌移動だけでなく手から食品への細菌移動も多くの研究によって報告されている。

　細菌は、氷を入れる瓶やスコップから氷へ移る場合もある。ある研究で、氷と氷を入れるボックスの細菌汚染率を調べたところ、氷を作るために使用された水に大腸菌が含まれていたにもかかわらず、大腸菌が検出された氷は 6.7％、大腸菌が検出された氷ボックスは 22％だった。他の研究では、サルモネラ菌、5 種類の大腸菌株、細菌の芽胞など、多様な病原体が氷から検出された。

　さらに他の研究では、レタスを扱う前に手を洗った場合でも、レタスへの細菌移動が検出される割合は 100％であることが明らかにされた。この研究では、水道の蛇口の栓が汚染源となって周囲に「危険な」表面が生み出されていたことが報告されており、問題の複雑さを浮き彫りにしている。すでに見てきたとおり、飲食サービス現場での二次汚染は、多くの食中毒事例における主な要因になっている。

考えてみよう

　水のなかで魚が排便していることを思ったら、水なんて飲めたもんじゃない。
　──米国の喜劇王W・C・フィールズ

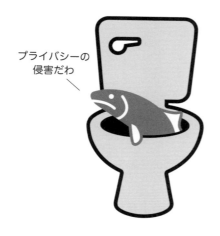

プライバシーの
侵害だわ

よくある誤解の1つが、アルコール飲料やレモン果汁などの酸性飲料には殺菌効果があり、有害な微生物から守ってくれる、というものだ。だが、ある研究では、水にレモンを加えると細菌の増殖は促進された。アルコールについても、氷の内部に閉じ込められたシゲラ・ソンネ〔赤痢病原体の一種〕、シゲラ・フレックスネリ〔赤痢病原体の一種〕、サルモネラ・チフィ〔チフス菌〕、大腸菌などの病原体は、30分後、コカ・コーラやソーダ飲料、スコッチ・ウイスキー（標準アルコール度数は40度）、スコッチのソーダ割り、テキーラ（標準アルコール度数は43度）に溶け出しても、アルコールによって死滅させられることはなかった。氷に閉じ込めた細菌総数と飲み物のなかで氷が融けたあとに飲み物から回収された細菌数を比較して各種ドリンクからの細菌回収率を計算すると、ソーダ水は100％、コカ・コーラは55〜74％、スコッチのソーダ割りは64〜94％、純スコッチは11〜16％、純テキーラは5〜10％だった。旅先で旅行者を襲う、いわゆる「旅行者下痢症」を避けるには何を飲むのがもっとも適しているのかを調べた研究では、ダイエットコーク、通常のコカ・コーラ、レモンサワーに入れられたサルモネラ・チフィリウム（ネズミチフス菌）、毒素原性大腸菌は、24時間後も完全には除菌されていなかったが、ワインの場合は、4時間以内に除菌されていた。素晴らしい。

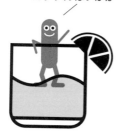

気分転換に
カクテルはいかが

では、レモンはどうだろうか？　ある研究では、21軒のレストラ

ンでドリンクからレモンを回収して調べたところ、69.7％のレモンからヒトの細菌汚染に関与する細菌が何種類も見つかった。酸性度pH3.0、pH4.9、pH6.8のオレンジ飲料で調べた場合も、酸性度pH3.0のものだけは大腸菌数とサルモネラ属の細菌数を減少させたが、酸性度の低いものでは30時間待っても減少していなかった。実際には、氷やカットレモンを添えて提供されるドリンクが30時間も放置されるようなことはなかなかないが、いずれにせよ汚染された水やレモンからドリンクへ病原体が移り、それをヒトが飲む事態は起こりうる。ノロウイルス、A型肝炎、赤痢菌による食品汚染の主な汚染源は飲食サービス業の従業員であり、彼らは調理中や給仕中に大腸菌やサルモネラ菌などの他の病原体を食品に移す可能性もある。レモンの添えられたソーダ水を次回注文するときには、その店やバーテンダーの手の清潔度合について今一度、考え直すことをお勧めする。

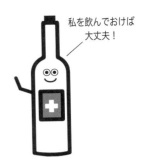

私を飲んでおけば大丈夫！

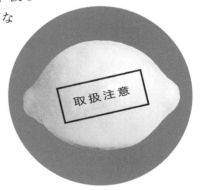

取扱注意

7

CAN I HAVE A TASTE OF THAT??

Chapter 7
ちょっと味見させて
友情の輪とともに病気も広めている

「私のスープ、味見してみる？」「一口もらってもいい？」「いろいろ注文してシェアしよう」。友人と夕食の席を囲んだ際に、誰もがこういうセリフを耳にしているはずだ。他人と食べ物を分け合う行為は、仲間意識や親密さを生む社会的行動だ。食物を分け合うことの社会的意義については、心理学者によってヒトでも動物でも研究されている。大学生が仲間と食べ物をシェアする行為も、社会的関係を深めるうえで重要な意味を持つ。触れたもの、味わったもの、かぶりついたものを他人と共有する行為は仲間内の儀式のようなもので、参加者のあいだに肯定的かつ友好的な社会的つながりがあることを意味し、親密な感情を強める働きをする。このような儀式は宗教的儀礼にもみられる（キリスト教にも主の最後の晩餐のパンとぶどう酒をいただく儀式がある）が、心理学者はこれを広い意味で解釈し、食の共有と親密さを結びつけて考えている。実際に、食事を分け合う行為によって、上下関係が緩和され、同調性や結束が強まることが明らかにされている。だが、食物を分

け合う行為は、二次汚染につながるのではないだろうか?

　食べ物を分け合う行為は、多くの文化で頻繁にみられる。お箸やスプーン、フォークを使って共用の鍋や大皿から直接食べることもあるし、手づかみで食べ物を口に運び、その手で再び食べ物を分け取ることさえある。手を使って食べる習慣は、今でも多くの文化でみられる。たとえば、インドの食事ではライスやナンを手で食べるのが一般的だ。エチオピアでは、インジェラと呼ばれる穀物の粉から作られたクレープのように薄いスポンジ状の生地を手でソースに浸して食べる。スペイン人も、バル(居酒屋)でタパスと呼ばれる小皿料理を仲間とつまむ。ベトナムでは、客人を迎えて食事をする際には客人に最初に料理を取るよう勧めるのが礼儀とされており、場合によっては、主人が料理を取って客人の皿に載せることもある。われわれの見る限り、米国でも最近は、家庭でもレストランでも料理を一人一人に出すのではなく全員分を大皿で出すスタイルが増えてきている。

　ご存じのとおり、細菌に汚染された手は、あらゆる飲食サービス分野で主要な汚染源になっている。ということは、手が二次汚染源になり、細菌やウイルスなどの食中毒性病原体による食中毒の発生につながることもあるということだ。人々が食べ物をシェアして手で食べる場面はいくらでもある。映画館やパブ、あるいは家庭でポップコーン(8章)、ナッツ、キャンディなどのスナック菓子を食べるときもそうだ。そのような場面では誰も一口頬張るたびに手を洗うなんてことはしないので、ヒトからヒトへと微生物が移る可能性は高く、病気を拡散させている可能性もある。感染患者の粘液や皮膚から拡散する可能性のある病気はいくらでもある。一般的な風邪もそうだし、インフルエンザ、髄膜炎、風疹、天然痘、麻疹、結核、口唇ヘルペス、ブドウ球菌感染症、手足口病もそうだ。

　では、食事をシェアする場面で、望ましくない微生物を交換してし

まう可能性のある行動には、どんなものがあるだろう？　次にあげる
３つのシナリオについて調べてみよう。

実験 7-1：食器をシェアする（口から食器への細菌移動）

実験 7-2：スープをシェアする（口からスープへの細菌移動）

実験 7-3：ライスをシェアする（口からライスへの細菌移動）

材料と方法

　われわれは、これら３つのシナリオを、シナリオごとに実験を分
けて検証した。いずれの実験も日を変えて３回繰り返した。食器と
して、ステンレス製のティースプーン（Utica Fine Quality 18/0、
Utica Fine Quality Cutlery Company 社製）と使い捨ての木製の箸
（Home Plus 社製）を使用した。食器は使用前に滅菌した。実験用
の食品には、スワンソン・チキンブロス（鶏がらスープ、Campbell
Soup Company 社製）、マハトマ米（超長粒栄養強化米、Riviana
Foods 社製）を用いた。スープの塩分濃度は 4mg/mL だった（食品
表示に基づく）。塩分濃度を下げるために、スープ 20mL と滅菌水
を１対４の割合で混ぜて希釈した。結果的に、塩分濃度 1mg/mL の
スープ 80mL を実験に用いた。マハトマ米は製造業者による表示に
従い、米に水を１対２の割合で加え、電子レンジ（1000 W、Magic
Chef 社製、米国製）で 15 分間加熱した。

統計学的解析

　いずれの実験も３回繰り返した。実験 7-1、7-2 の参加者は 10 人、

実験7-3の参加者は7人だった。細菌を寒天培地にプレーティングする際には、正副2枚の培養皿にプレーティングし、すべての実験処理について、統計解析システム（SAS）を用いて有意水準5％で差があるかどうかを評価した。

実験7-1
スプーンと一緒にシェアされるもの

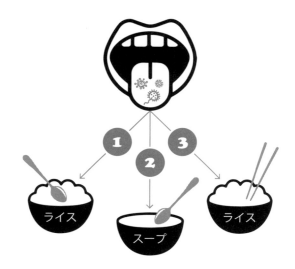

　スプーンやお箸などの食器をシェアする行為によって二次汚染の問題が引き起こされる可能性があるかどうかを確認するために、数通りの実験シナリオを実行し、その後に食器から回収される細菌の数を比較した。そのシナリオとは、①食器のみから細菌を回収する、②食品（スープまたはライス）と接触させた食器から細菌を回収する、③口のなかに入れたあとの食器から細菌を回収する、④食品を口に運んで口のなかに入れたあとの食器から細菌を回収するというものだ。この

4通りの実験処理のうち、①、②は「対照実験」、つまり比較のために、実験の検証対象となる行為（この実験の場合は、食器を口に入れる行為）のみを除いて、まったく同じ処理を行う実験である。食器から検出された細菌が間違いなく口に由来し、口以外の発生源に由来しないことを立証するためには、適切な対照実験をもうけることが重要だ。

実験の詳細

実験 7-1 は大きく 3 つに分かれており、それぞれで①スプーンでライスを食べたとき、②スプーンでチキンスープを飲んだとき、③お箸でライスを食べたときに起こる口から食器（スプーンまたはお箸）への細菌移動について検証した。いずれの実験も、参加者は 10 人（男性 5 人、女性 5 人）だった。参加者には事前に食器の使い方について、食品を添えた食器を舌の上に置き、口のなかに完全に含むように指導した。

①スプーンでライスを食べる

- **スプーンの対照実験（スプーンのみ）**
  滅菌済みのスプーンを、0.1％ペプトン水（Difco Laboratories 社製）20mL の入った滅菌済みストマッカー袋のなかに入れ、30 秒間、手で揺すったり揉んだりして洗浄した。この洗浄液を 1mL 取り出し、連続希釈し、生菌数測定用寒天培地（Difco Laboratories 社製）にプレーティングした。プレーティングは正副 2 枚の培養皿に行い、これを 37℃ ±2℃で 48 時間培養した。培養後、25 ～ 250 個のコロニーが形成されている培養皿を選んでコロニー形成数を測定し、洗浄液 20mL あたりの対数細菌数（log CFU）に換算した。
- **ライスの対照実験（ライスのみ）**

最初にスプーンにライスを載せてストマッカー袋に入れる点を除いては、スプーンのみの実験と同じ手順で行った。

- **口に入れたスプーン（スプーン＋口）**
  減菌済みのスプーンを、ライスに接触させることなく、無菌条件下で参加者の口に一度だけ入れた。その後、スプーンのみの実験のときと同じ手順で、このスプーンから細菌を回収し、細菌数を測定した。

- **ライスと一緒に口に入れたスプーン（ライス＋スプーン＋口）**
  スプーンを口に入れる際にライスをスプーンに載せた点を除いては、スプーン＋口の実験と同じ手順で行った。

②スプーンでチキンスープを飲む

ライスの代わりに温めたチキンスープを用いた点を除いては、スプーンでライスを食べるときと同様に、スプーンのみ、スープのみ、スプーン＋口、スープ＋スプーン＋口の4通りの処理を、同じ手順で行った。

③お箸でライスを食べる

スプーンの代わりにお箸を使った点を除いては、スプーンでライスを食べるときと同様に、お箸のみ、ライスのみ、お箸＋口、ライス＋お箸＋口の4通りの処理を、同じ手順で行った。

実験 7-1 の結果：口から食器へ多くの細菌が移る

　食品を添えた場合も添えなかった場合も、食器（スプーンまたはお箸）を口に入れたときに、10万個を超える細菌が口から食器へ移動していた（図1）。図1を見る際には、縦軸の細菌数が対数目盛で表示されていることに注意してほしい（棒グラフの中の数字は非対数で

表示されている)。すでに前章までで説明したとおり、対数目盛が用いられるのは、細菌などの微生物の指数関数的増殖にも対応しており、膨大な数字を比較する際にその差をわかりやすく示すことができるからだ。食器のみを直接口に入れた場合と、食品を口に運ぶために食器を使用した場合を比べても、統計学的に有意な差は認められな

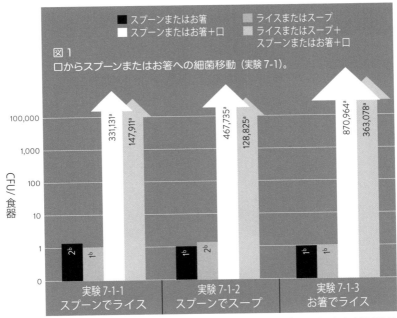

図1
口からスプーンまたはお箸への細菌移動 (実験7-1)。

a、b:図中 a、b の文字は、異なる文字が付されているデータ間で有意水準 5%の有意差が認められることを示している。n=10。
スプーンまたはお箸:口、ライス、スープと接触していないスプーンまたはお箸から回収された細菌。
ライスまたはスープ:ライスまたはスープとは接触したが口とは接触していないスプーンから回収された細菌。
スプーンまたはお箸+口:ライスまたはスープと接触しないまま口に入れられたスプーンまたはお箸から回収された細菌。
ライスまたはスープ+スプーンまたはお箸+口:ライスまたはスープと接触させたあとに口に入れられたスプーンまたはお箸から回収された細菌。

かった（図1）。対照実験で（食品と接触させたあとの食器から）回収された細菌の数は、スプーン＋ライス、スプーン＋スープ、お箸＋ライスのいずれの場合も、10個未満だった。

実験 7-2
スープに戻すときに「かき混ぜる」か、「浸す」か

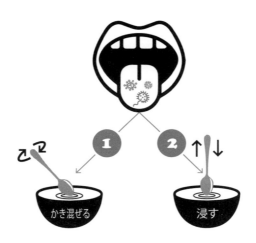

材料と方法

　それでは、2つ目のシナリオに移ろう。スープをシェアした場合はどうなるのか？　スプーンを口に入れると、口からスプーンへ細菌が移動することはすでに確認できた。では、その汚染されたスプーンをスープのなかに戻すと何が起きるのか？　われわれは、スプーンをスープのなかに戻すときの戻し方によって、スプーンからスープへ移動する細菌数に影響が出るかどうかを検証した。この実験でも、口に接触させていないスプーンをスープに戻す処理を対照実験として加えた。具体的には、口に接触させていないスプーンをスープに浸して引

き上げるだけの動作か、スプーンでスープをかき混ぜる動作のいずれかを行った。つまり、スプーンをスープのなかに浸したあとに、かき混ぜるか、かき混ぜないかの違いだ。

実験の詳細

①スープのみ（対照）、②浸す、③浸す＋かき混ぜる、④口＋浸す、⑤口＋浸す＋かき混ぜる……の5通りの処理を行い、口からチキンスープへの細菌移動数を測定した。いずれの処理にも、沸騰させたあとに希釈し、77℃まで冷ましたチキンスープ80mLを用いた。各処理を行ったあと、まず希釈スープ1mLを直接、生菌数測定用寒天培地（PCA培地）にプレーティングし、続いて、希釈スープ1mLを0.1％ペプトン水で連続希釈したものをPCA培地にプレーティングした。プレーティング後の培養皿を37℃±2℃で48時間培養した。培養後、コロニーが25〜250個形成されている培養皿を選んでコロニー形成単位を測定したあと、スープ80mLあたりのCFUに換算した。

やあ、また会ったね！

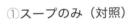

①スープのみ（対照）

　滅菌スプーンをスープに入れずに、希釈スープ1mLをサンプリングし、実験7-1と同様の手順で細菌数を測定した。

②スプーンをスープに浸す（浸す）

　口に入れていない滅菌スプーンを用いて、スープ80mLからスプーン6杯分のスープを取り除く。残ったスープから1mLをサンプリングし、前述の手順で細菌数を測定した。

③スプーンでスープをかき混ぜる（浸す＋かき混ぜる）

　スプーンをスープに浸したときに3回かき混ぜる以外は、②（浸す）と同じである。

④口に入れたスプーンをスープに浸す（口＋浸す）

　滅菌スプーンを用いて、スープ80mLから1杯分のスープをす
　くい取っては口に入れるという手順を6回繰り返した。

⑤口に入れたスプーンでスープをかき混ぜる（口＋浸す＋かき混ぜる）

　スプーンをスープに浸したときに3回かき混ぜる以外は、④（口
　＋浸す）と同じである。

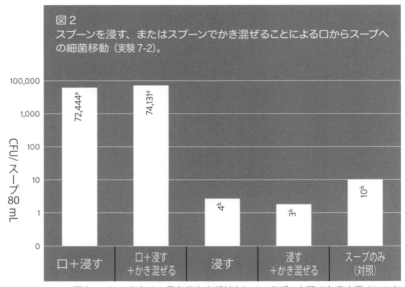

図2
スプーンを浸す、またはスプーンでかき混ぜることによる口からスープへの細菌移動（実験7-2）。

a、b：図中a、bの文字は、異なる文字が付されているデータ間で有意水準5%の有意差が認められることを示している。n=10。
CFU/スープ80mL＝スープ80mLから回収された細菌総数。
口＋浸す＝スープをすくい取っては口に入れる動作を6回。
口＋浸す＋かき混ぜる＝スプーンで3回かき混ぜてからスープをすくい取って口に入れる動作を6回。
浸す＝スプーンを口には入れず、スプーンでスープをすくい取るだけの動作を6回。
浸す＋かき混ぜる＝スプーンを口には入れず、スプーンで3回かき混ぜてからスープをすくい取る動作を6回。
スープのみ（対照）＝何もせずスープのみをサンプリング。

実験 7-2 の結果：同じ皿のスープを 2 人でシェアするリスク

　同じ皿のスープを 2 人でシェアする場合、口に入れたときにスプーンに付着した細菌は、次のスープをすくい取るときにスプーンから離れてスープへ移動するのか？　その答えは間違いなく、Yes だ。スプーン 6 杯分のスープを口に運ぶあいだにスープへ移動した細菌の数は 7 万〜 9 万細菌だった。口に入れたスプーンをスープに浸すだけの場合とかき混ぜた場合を比較しても、有意な差はみられなかった（図 2）。推定では、スープと一緒に口に入れたあとのスプーンをスープに戻すたびに、約 1 万細菌がスープに移動したことになる。

実験 7-3
ライスを一緒に分け合うと……

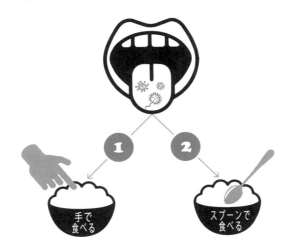

材料と方法

　ライスをシェアする場合もスープの場合と同じだろうか？　一部の文化では、手でライスを食べるのが一般的であることから、われわれ

は、口に入れた手またはスプーンで再びライスをすくった場合のライスへの細菌移動について検証するために、手とスプーンのそれぞれについて、対照と比較する実験を行った。

実験の詳細

　実験7-3は、①手でライスを食べた場合の口からライスへの細菌移動を検証する実験と、②スプーンでライスを食べた場合の口からライスへの細菌移動を検証する実験の2つに分かれている。いずれの場合も、参加者には100gのライスが提供された。

　実験7-3-1では、手を用いた場合に口からライスへどの程度の細菌が移動するのかを測定するために、次の3通りの実験処理をデザインした。

①ライスのみ（対照）

　手とも口とも接触させていないライス30gを無菌条件下で0.1％ペプトン水100mLの入ったストマッカー袋に入れ、毎分回転数230rpmで1分間撹拌した（Seward Stomacher 400 Circulator、Seward社製）。撹拌後のサンプルを0.1％ペプトン水で連続希釈してから、生菌数測定用寒天培地（PCA培地）を充填させた正副2枚の培養皿にプレーティングした。これを37℃±2℃で48時間培養した。培養後、コロニーが25～250個形成されている培養皿を選んでコロニー形成単位を測定し、さらにライス1gあたりのCFUに換算した。

②ライス＋手

　参加者7人が、温水で濡らした手を抗菌石鹸で20秒間洗い、温水で10秒間すすぎ、滅菌ペーパータオルで拭いた。その手で、滅菌皿に盛られたライスを6回すくい取った。このとき、手を口

には運ばなかった。皿に残ったライスに付着している細菌の数を、
①（ライスのみ）の場合と同じ手順で測定した。

③ライス＋手＋口
　手でライスをすくい取るたびに口に運び、手を口に入れる以外は、
②（ライス＋手）と同じである。

　実験 7-3-2 では、スプーンを用いた場合に口からライスへどの程度
の細菌が移動するのかを測定するために、次の 3 通りの実験処理に
ついて検証した。

①ライスのみ（対照）
　実験 7-3-1 で記載した①（ライスのみ）の場合と同じである。

②ライス＋スプーン
　参加者 7 人が、スプーンを口に運ぶことなく、
スプーンでライスを 6 回すくい取った。

③ライス＋スプーン＋口
　スプーンでライスをすくい取るたびに口に運び、
スプーンを口に入れる以外は、②（ライス＋ス
プーン）と同じである。

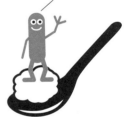

こんなふうに会うのは
もうやめたほうがいいね

実験 7-3 の結果：100 万細菌増えていても、シェアします？
　手で口に運んだ場合も、スプーンで口に運んだ場合も、残ったライ
スから回収された細菌数は、ライス 1g あたり数十万〜数百万個に及
んだ。これに対し、口に入れていないスプーンですくい取ったあとに
残ったライスから回収された細菌数は、ライス 1g あたり 10 個未満
だった（図 3）。手で触れることなく皿に残ったライスをサンプリン
グした場合に回収された細菌数はライス 1g あたり 10 個未満だった

のに対し、口に入れていない手でライスをサンプリングした場合に回収された細菌数は、ライス1gあたり1000個近く増加していた。スプーン1杯分のライスの量は平均で約9〜10g、手で1回にすくい取るライスの量は平均で約11〜12gだった。ということは、共用の皿から他人とシェアして食べる場合、あなたより先に誰かが、一度は

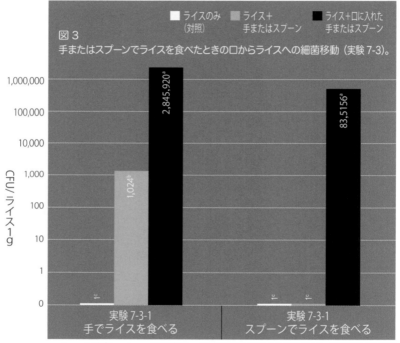

図3
手またはスプーンでライスを食べたときの口からライスへの細菌移動（実験7-3）。

凡例：■ ライスのみ（対照）　■ ライス＋手またはスプーン　■ ライス＋口に入れた手またはスプーン

縦軸：CFU/ ライス1g

1,024[b]　2,845,920[a]　83,5156[a]

実験7-3-1　手でライスを食べる

実験7-3-1　スプーンでライスを食べる

a、b、c：図中a、b、cの文字は、異なる文字が付されているデータ間で有意水準5%の有意差が認められることを示している。n=7。
CFU/ ライス1g= ライスから回収された好気性菌の総数。
ライスのみ＝スプーンとも手とも接触させていないライスをサンプリングした。
ライス＋スプーン＝口に入れていないスプーンでライスを6回すくい取った。
ライス＋手＝口に入れていない手でライスを6回すくい取った。
ライス＋口に入れた手またはスプーン＝すでに口に入れた手またはスプーンでライスを食べた。

口に入れたスプーンや手でライスをすくい取っていたとしたら、あなたがすくい取ったライスに付着している細菌数は、かるく 100 万個は増えている可能性があるということだ。

実験 7-4
細菌の回収方法はこれでよいのか？

材料と方法

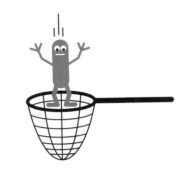

　ところで、ここまでの実験でライスやスープから細菌を回収するために用いてきた方法は、どの程度有効なのだろうか？　ライスやスープのなかに実際に存在する細菌数を、どこまで正確に表せているのだろうか。手やスプーンの洗浄液を回収したり、スープの一部をサンプリングしたりして、そこから外挿的に細菌総数を推定してきたが、この方法からわかるのは、あくまで推定数だ。そこで、われわれの実験に用いた微生物回収手順の妥当性を検証するために、実際にライスおよびスープに添加された細菌の数（対照実験で測定する）と、われわれの回収方法で回収された細菌の数から推定される細菌総数を比較した。

実験の詳細

　希釈した（実験 7-2 のときと同様に 1 対 4 の割合で希釈）スワンソン・チキンブロス（Campbell Soup Company 社製）とマハトマ米（超長粒栄養強化米、Riviana Foods 社製）から細菌を回収するために用いたわれわれの実験手順の有効性を評価するために、スープとライスのそれぞれに、アンピシリン耐性大腸菌株を添加した。ライスは電子レンジ（1000 W、Magic Chef 社製）で 15 分間調理した（米

と水の割合は 1 対 2)。回収実験はすべて 3 回繰り返し、結果は平均
した。

回収の対照実験：アンピシリン耐性大腸菌株を、アンピシリン
100ppm（百万分率）を含有するトリプシン・ソイ・ブロス（Difco
Laboratories 社製）10mL に添加し、37℃ ±2℃で 1 晩培養した。
この培養液を、重力の 1000 倍の遠心加速度（×g）で 15 分間、
遠心分離機にかけ、上澄み液を捨て、底に沈殿した大腸菌細胞ペ
レットを滅菌 0.1％ペプトン水 10mL に再懸濁させた。この懸濁液
1mL を 0.1％ペプトン水で連続希釈し、希釈液 0.1mL をトリプシ
ン・ソイ・アガー寒天培地にプレーティングし、37℃ ±2℃で 48
時間培養した。培養後、コロニー形成数が 25 〜 250CFU の培養
皿を選んでコロニー形成数を測定し、懸濁液 1mL あたりの対数細
菌数（log CFU/mL）に換算した。

スープからの回収実験：1 晩培養したアンピシリン耐性大腸菌の培
養液から遠心分離されたペレットの再懸濁液（対照実験と同じ手順
で調製されたもの）1mL を、1 対 4 の割合で希釈されたチキンスー
プ 80mL に添加した。このスープを 20 秒間穏やかに揺らして撹拌
し、1mL を取り出して 0.1％ペプトン水で連続希釈し、対照実験
のときと同じ手順で細菌数を測定した。回収率の計算には次の計算
式を用いた。

$$回収率（\%）= \frac{スープから回収された細菌数}{対照実験で回収された細菌数} \times 100$$

ライスからの回収実験：1 晩培養したアンピシリン耐性大腸菌の

培養液から遠心分離されたペレットの再懸濁液（対照実験と同じ手順で調製されたもの）1mL を、ライス 30g に添加してよく混ぜた。このライスを、0.1％ペプトン水 100mL の入ったストマッカー袋に入れ、ストマッカー撹拌機（Seward Stomacher 400 Circulator、Seward 社製）を用いて毎分回転数 230rpm で 1 分間撹拌した。この混合液から 1mL をサンプリングし、対照実験のときと同じ手順で細菌数を測定した。回収率の計算には次の計算式を用いた。

$$回収率（\%）= \frac{ライスから回収された細菌数}{対照実験で回収された細菌数} \times 100$$

実験 7-4 の結果：ライスよりチキンスープのほうが細菌回収率が高かったわけ

　われわれが用いた細菌回収方法による細菌回収率は、スープからの回収では約 98.6％、ライスからの回収では約 89.7％だった。悪くない結果だ。ライスからの回収率よりも希釈スープからの回収率のほうが高かった原因は、組成の差（水分量の多寡）と物理的な差（液体か固体か）にあると考えられる。チキンスープは、細菌などの微生物にとって、増殖に適した栄養豊富な培地になる。また、細菌はライスの米粒に対してある程度の粘着力で接着していた可能性があり、そのせいで完全には回収できなかったものと考えられる。

考えてみよう

　食べ物を分け合う仲間内の儀式は、友情の輪を広げてくれるかもしれないが、病気まで広めてしまう可能性がある。心理学者が言うように、食べ物を分け合う行為は仲間意識や親密さを深める行動なのかも

しれない。しかし、われわれは、誰かの口のなかにできた虫歯が病原性微生物の感染源になりうることも知っている。髄膜炎、肺ペスト、結核、インフルエンザ、レジオネラ症、重症急性呼吸器症候群（SARS）など、口腔内で発生する唾液やエアロゾルを介して伝染することが知られている感染症は、片手の指では足りないくらいある。口腔内の虫歯から発生した感染性病原体が空気を介して移動できるのなら、当然ながら、唾液で汚染された食器や食品との接触によってもヒトからヒトへ移動できることだろう。

　米国疾病対策予防センター（CDC）は、インフルエンザ、呼吸器合胞体ウイルス（RSV）、百日咳、SARSのような重篤な呼吸器疾患の感染拡大を予防するために、くしゃみや咳をする際には口を覆うように推奨している。感染患者の粘液が物の表面に付着すれば、その汚染面も感染拡大の媒体になりうるからだ。口を介して汚染された食物も、感染拡大の媒体になりうる。感染性病原体は体外でも長時間にわたって生存でき、病原体の種類と汚染表面や汚染食物の特性によっては48時間以上も生存することがある。

　というわけで、食べ物や飲み物をシェアする人々のあいだで交わされているのは、好感や共感だけではないことがわかった。飲食サービス現場での主な二次汚染源は手だが、誰かが口をつけたあとに残された口腔内細菌も、徐々に、食事を共にする無防備な人々を汚染していく可能性があるわけだ。しかし、関係を深めるために意図的に食べ物をシェアする場合を別にしても、居酒屋やイベント会場、パーティの席などで軽食をつまむ場合には、スプーンや手を使って共用の皿から取って食べるのが一般的だ。

　世界保健機関（WHO）によれば、食中毒性病原体による感染症の報告症例のうち、27％はヒトからヒト、またはヒトから食品への汚染が原因となっている。食べ物をシェアするときは、リスクを覚悟す

ることだ。親密さを深めているのか、唾液を交換しているのか、そのバランスの問題というわけだ。初めて同じものをシェアして食べた瞬間が、2人の関係のターニングポイントになることもある。たとえば、ただの知り合いだった2人が恋人同士に変わる瞬間にもなりえるのだ。パイをかじった彼女が、「あなたも1口食べる？」と聞いてくるかもしれない。さあどうする？ 無謀な賭けに出て、彼女の唾液が付着している部分にかぶりつくのか、それとも、彼女が機嫌を損ねないようにと願いながら、これまでどおりの関係を保つために甘い申し出を断るのか。あるいは、ただパイを食べたいだけの場合、2人の関係がこじれるのも覚悟のうえで決定的な行動に出ることもできる。パイの向きを変え、彼女が口をつけていない側にかぶりつくのだ。これは、食べ物をシェアする場面でわれわれに突きつけられる重要な意思決定の問題であり、いつでも対処できるように心の準備をしておく必要がある。

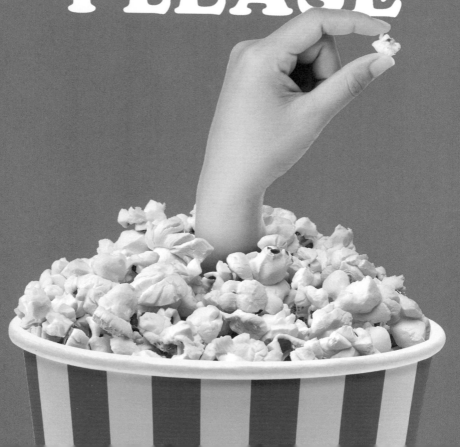

8 PASS THE POPCORN, PLEASE

Chapter 8
映画館のポップコーン
夢中で観ているあいだに手や口、座席などから細菌が……

　この章も、食べ物のシェアにまつわる話だ。映画館では多くの人がバケツ型の大きな容器に入ったバター味のポップコーンをシェアして食べている。この習慣が始まったのは単に便利だったからかもしれないが、連帯感や親密さとの関連で何らかの社会的意味をもっていた可能性もある。理由はどうあれ、ポップコーンを2人以上でシェアすることは、複数の人間が、一度は口に入れた手を容器につっこんでポップコーンをつかみ、また口に入れるという動作を繰り返すわけだ。ということは、手や口からポップコーンへと細菌が移動する可能性がある。

まずは、ポップコーンの簡単な歴史から

　ポップコーン協会によれば——ええ、そんな協会があるんです——これまでに世界中で確認されたなかで最古のポップコーンは、1948年に米国ニューメキシコ州にある洞窟内で発見されたもので、約4000年前のものだとされている。文書に残された最古の記録としては、1519年、中米のアステカ王国（現メキシコ）を侵略したスペイ

ン人征服者（コンキスタドールと呼ばれている）のエルナン・コルテスが初めてポップコーンに遭遇したときのことが記録されている。その記録によれば、当時、アステカ族はポップコーンを食用のほかに装飾用にも使用していた。1800年代前半には、南米チリの港町バルパライソから米国にやってきた船乗りたちが、軽食用のスナック菓子としてポップコーンを米国文化に持ち込んだ。すると間もなく、ポップコーンは大衆向けの便利な主食として米国内の街の大通りや市場、スタジアム、鉄道の駅などで売られるようになった。しかし、米国でのポップコーン人気に本当の意味で火がついたのは、1930年代の世界大恐慌のときだった。映画館の経営者らが、館内でポップコーンを安価で売れば利益になるのではと思いついたのだ。映画館でのポップコーン人気は1950年代まで右肩上がりだったが、その後、家庭にテレビが普及したことで、映画館の入場者数の減少とともに下火になっていった。やがて、「ジフィーポップ」のような即席フライパン商品や電子レンジ商品が登場し、家庭でも簡単に作れるようになったことで、ポップコーンは手軽なスナック食品としての卓越した地位を取り戻した。

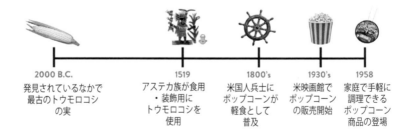

2000 B.C.	1519	1800's	1930's	1958
発見されているなかで最古のトウモロコシの実	アステカ族が食用・装飾用にトウモロコシを使用	米国人兵士にポップコーンが軽食として普及	米映画館でポップコーンの販売開始	家庭で手軽に調理できるポップコーン商品の登場

トウモロコシにもいろいろある

多種多様なトウモロコシが栽培されているが、実は、遺伝学的には

6種類しか存在しない。もっとも多くみられる「デントコーン」と呼ばれる種類のトウモロコシは、もっぱら家畜用の飼料として使用されている。「フリントコーン」もデントコーンとよく似た用途で使用されている。「コーンフラワー」（トウモロコシ粉）はコーンミールの製造に用いられる。「ポッドコーン」は、

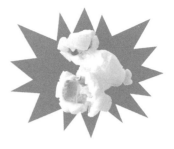

色とりどりの穀粒をつけることから、主に装飾用に使用されている。「スイートコーン」は外側が軟らかく、内側に含まれる水分が多く、糖濃度が高いため、芯から実を外して食べるのに向いている。残る1つが「ポップコーン〔ポップ種のコーン〕」だ。ポップコーンには、他のトウモロコシにはない特徴がある。外側が硬く、中心部に水分が多いため、加熱されると弾けるのだ。うまく弾けるのは、6種類のトウモロコシのなかでポップコーンだけであり、世界中のポップコーンの大半は米国の9州、すなわちアイオワ州、イリノイ州、インディアナ州、カンザス州、ケンタッキー州、ミシガン州、ミズーリ州、ネブラスカ州、オハイオ州で栽培されている。ポップコーンの穀粒を約200℃まで加熱すると、内部の水分が気化して水蒸気になり、体積が一気に膨らみ、硬い殻に対して内側から約 $7kg/cm^2$ を超える圧が加わる。すると、軟らかな多肉質の内側が殻の外側に向けて「ポンッ」と弾け、ポップコーンが出来上がるわけだ。

手とポップコーンと環境表面を調べると……

　ポップコーンは、バケツ型にせよ箱型にせよ袋タイプにせよ、大きな容器に入ったものを2人以上でシェアして食べることが多い。しかも、ポップコーンを食べるとき、人々はたいてい何度も、容器のな

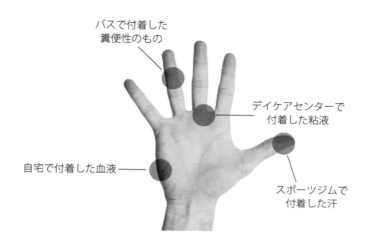

バスで付着した
糞便性のもの

デイケアセンターで
付着した粘液

自宅で付着した血液

スポーツジムで
付着した汗

かに手を突っ込み、その手を口に入れ、また容器に突っ込む。ご存じのとおり、食べ出したら止まらないのがポップコーンだ。最初の1つかみだけでやめられるわけがない。

　手指の衛生に対する関心の高さを調べるために、われわれはバイオメディカル分野の既刊論文を集めたオンラインデータベースのPubMed（パブメド）にアクセスし、「手洗い（handwashing）」というキーワードで検索した。その結果、1985〜1994年で932件、1995〜2004年で3538件、2005〜2014年で5463件の論文がヒットした。

　この本で何度も示してきたとおり、公共の場でのヒトからヒトへの感染伝播では、食品を経由する場合も含めて、手が大きな役割を果たしている。さらに、英国5都市の通勤者の28％で手から糞便性細菌が検出されており、興味深いことに、検出された細菌数はバス通勤者のほうが電車通勤者よりも多かった。環境表面には細菌やウイルス種などの微生物が存在するもので、いつ、どこを触れても手に付着す

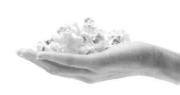

る。微生物のほとんどは無害だが、なかには健康リスクを伴うものもある。その手で食品や物の表面に触れれば、触れた場所も微生物に汚染されることになる。当然ながら、映画館のような公共の場でポップコーンを食べている最中にも、手に細菌が付着する可能性はある。そこでわれわれは、ポップコーンを食べているときに手からポップコーンへと移動する細菌数の平均を測定することにした。

　われわれはまず自問した。1つかみとは、どれくらいの量だろうか？　データ収集に一貫性をもたせるためには、一般的なポップコーン1つかみ分の量をあらかじめ測定しておかなければならない。そこで、検証用の容器に5gのポップコーンを入れ、11人の参加者にそこから1つかみ分を取り出してもらった（1人3回、計33回測定）。毎回、取り出されたポップコーンの重量と容器に残ったポップコーンの重量を測定した。それから、1つかみ分のポップコーン量と容器に残ったポップコーン量の平均値、中央値、最小値、最大値を計算した（図1）。手の大きさや空腹の程度にもよるが、1つかみのポップコーン量は1.7〜3.4gの範囲に収まるものと推定された。カップ1杯につき約3つかみということになる。膨張して弾けたトウモロコシの実の3つかみ分には、約31カロリー、炭水化物6g、ごく微量の脂肪、タンパク質1g、食物繊維1gが含まれる。たしかに栄養価の高いスナック菓子だ。

実験8-1
ポップコーンに大腸菌を添えて

材料と方法

1つかみ分のポップコーン量を推定したあと、われわれは容器に
ポップコーン5gを入れ、1つかみのポップコーン量として2.5gを想
定することにした。蛍光性遺伝子マーカーで標識された非病原性の大
腸菌株を用いて、ポップコーンへの細菌移動と細菌の生存を追跡し
た。実験には、電子レンジで調理できるオーヴィル・レデンバッカー
のナチュラルブランドのポップコーンを使用し、塩とバターの濃度が
実験用に添加された大腸菌株の回収を妨げることのないようにした。
共用の容器に入ったポップコーンをシェアする行為が二次汚染をもた
らすかどうかを確認するために、次の5通りの実験処理を実施した。

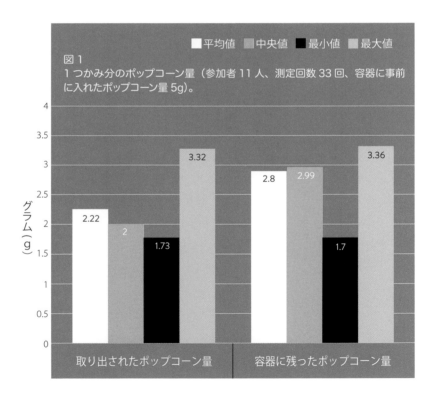

図1
1つかみ分のポップコーン量（参加者11人、測定回数33回、容器に事前
に入れたポップコーン量5g）。

①大腸菌を塗布した手

　実験参加者は、石鹸と温水で手を洗ったあと、大腸菌
液 1mL を手に取り、両手を 30 秒間すり合わせた。
次に、滅菌 0.1％ペプトン水 20mL の入った滅菌袋
のなかに利き手を入れ、袋ごと 30 秒間揉んで手に付
着した大腸菌を洗い落した。

②滅菌グローブで取り出したポップコーン

　参加者は、手を洗ったあとで滅菌済みラテックスフ
リーグローブを装着した。調理したてのポップコー
ン5gを無菌条件下で量り、滅菌容器に入れた。グ
ローブをはめた利き手で約2.5gのポップコーンを容
器からつかみ取り、滅菌ペプトン水20mLの入った滅
菌袋のなかに入れ、30秒間撹拌してポップコーンに付
着した大腸菌を洗い落した。

③滅菌グローブでポップコーンを取り出したあとに容器
　に残ったポップコーン

　②の処理後に容器に残ったポップコーンに付着して
いた大腸菌を、②と同じ手順で回収した。

④大腸菌を塗布した手で取り出したポップコーン

　参加者は手洗い後に、大腸菌液 1mL を手に取り、両
手を 30 秒間すり合わせた。次に、滅菌済み容器に
入った 5g のポップコーンのなかに利き手を突っ込み、
約 2.5g のポップコーンをつかみ取り、滅菌ペプトン
水 20mL の入った滅菌袋のなかに入れ、30 秒間撹拌
してポップコーンに付着した大腸菌を洗い落した。

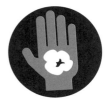

⑤大腸菌を塗布した手でポップコーンを取り出したあと
　に容器に残ったポップコーン

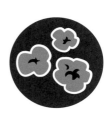

④の処理後に容器に残ったポップコーンに付着していた大腸菌を、②や④と同じ手順で回収した。

実験の詳細

①〜⑤の処理の洗浄液 20mL から 1mL を取り出し、0.1％ペプトン水で連続希釈した。この希釈液 0.1mL をトリプシン・ソイ・アガーの寒天培地にプレーティングし、37℃で 24 時間培養した。培養後、コロニー形成数が 25 〜 250CFU の培養皿を選んで CFU を測定し、片手あたり、もしくはポップコーン 1g あたりの CFU に換算し

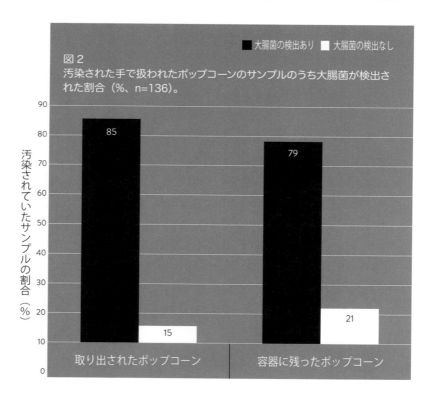

図2
汚染された手で扱われたポップコーンのサンプルのうち大腸菌が検出された割合（%、n=136）。

■ 大腸菌の検出あり　□ 大腸菌の検出なし

た。大腸菌を塗布した手からポップコーンへの大腸菌移動率の計算には、次の計算式を用いた。

$$大腸菌移動率（\%）= \frac{ポップコーンから回収された大腸菌数}{手から回収された大腸菌数} \times 100$$

実験には 8 人が参加した。実験は 17 回繰り返されたため、各処理の観察回数は 136 回となった。記述統計値（平均値と標準偏差）の算出には統計解析システム（SAS）を用いた。

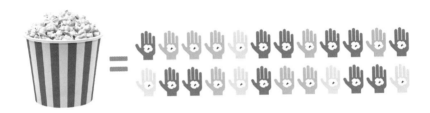

実験 8-1 の結果：細菌の移動率は低いが、移動数は高い

まず、グローブを装着した手でポップコーンを扱った場合については、予想どおり、大腸菌数は検出レベル未満（10 個未満）だった。大腸菌を塗布した手でポップコーンを扱った場合は、82％（136 サンプルのうち 112 サンプル）で大腸菌が検出された。取り出された 1 つかみのポップコーンでは、85％のサンプルで大腸菌が検出されたのに対し、容器に残ったポップコーンでは、79％のサンプルで大腸菌が検出された（図 2）。この結果は、ポップコーンを手でつかみ取ったことによって、手に塗布された大腸菌がポップコーンへ移動したことをはっきりと示している。

標準的な 1 人前サイズの容器に入っているポップコーンの量（ラ

ベル表示に基づく）は、たいてい 28 〜 35g である。この場合、ポップコーンを食べる人はおおむね約 12 回は手を突っ込むことになり、ポップコーンに移動する細菌の数も 12 倍に増えるものと考えられる。2 〜 4 人前入りのポップコーン商品の場合は、手を突っ込む回数は 24 〜 48 回になる。映画館のような公共の場でポップコーンを食べるときには、あちらこちらに触れるたびに手に細菌が付着する。前述のとおり、公共の場では 4 表面のうち 1 表面は細菌汚染の程度がとくに著しい。映画館も例外ではなく、そのような場所でポップコーンを容器に詰めているのだ。さらに、そのような環境の表面では、細菌は数週間から数ヵ月間は生存できる。つまり、公共の場ではほぼすべての表面に細菌が存在する。細菌は、直接的に手が触れなくても、くしゃみ、咳、会話を介して、あるいは呼吸だけでも、あらゆる物の表面に移動して付着する可能性がある。

　大腸菌の検出されたポップコーンサンプルのみを対象に含めて計算した場合、1 つかみのポップコーン（2.5g）から回収された大腸菌数の平均は 185CFU であるのに対し、容器に残ったポップコーンの 1 つかみ分の量から回収された大腸菌数の平均は 48CFU だった（図3）。大腸菌を塗布された手から回収された大腸菌数の平均は 50 万個だったことから、手からポップコーンへの大腸菌移動率は、取り出されたポップコーンでも（最大 0.2％）、容器に残ったポップコーンでも（最大 0.009％）、手からメニューへの大腸菌移動率（2 章）より低かった。しかし、移動率ではなく移動数で見ると、取り出されたポップコーン 1 つかみ分の量あたりの大腸菌移動数は 1820 個、容器に残ったポップコーン 1 つかみ分の量あたりの大腸菌移動数は 415個だった。大きな容器（ラベル表示に基づくと 4 カップまたは 4 人前）に入ったポップコーンが何つかみ分になるのかを考えると、最大 8 万 7000 個もの大腸菌が手からポップコーンへと運ばれ、最大 2 万

個の大腸菌が容器のなかに残されるわけだ。そうして、容器の底に残った欠片を片付けるころには、あなたはポップコーンをシェアした相手とキスまでしているかもしれない。

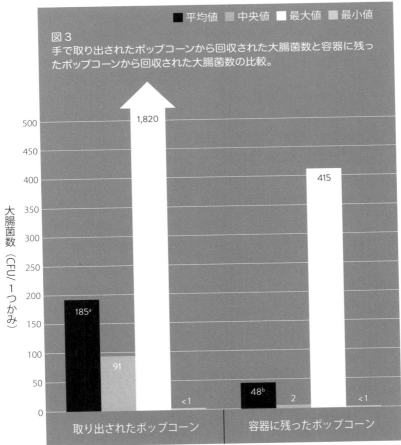

図3
手で取り出されたポップコーンから回収された大腸菌数と容器に残ったポップコーンから回収された大腸菌数の比較。

■ 平均値　■ 中央値　■ 最大値　■ 最小値

大腸菌数（CFU/ 1つかみ）

1,820

415

185[a]

91

< 1

48[b]

2

< 1

取り出されたポップコーン　　　容器に残ったポップコーン

a、b：取り出されたポップコーンに関するデータと容器に残ったポップコーンに関するデータに異なる文字が付されているのは、有意水準 5％で有意差が認められることを示している。n=136。

考えてみよう

　1990 年、エリザベス・スコットとサリー・ブルームフィールドという 2 人の研究者は、汚染表面に触れた手が細菌移動において重要な役割を果たしていることを明らかにした。他の研究者らも、ヒトの手によって公共の場の表面に病原体が運ばれ、その汚染表面に他のヒトの手が接触することを、公衆衛生における重大な懸念として報告している。すでにご存じのとおり、ポップコーンをシェアすれば、手からポップコーンへと細菌が移動する。一方、公共の場でポップコーンを食べる場合には、ドアや座席、手すり、トイレの便器、ひじ掛けなどの表面に触れるだけで、手が細菌に汚染される可能性がある。こうした事実を踏まえれば、「清潔」な手を保ちながら公共の場でポップコーンを食べられる可能性はかなり低いと言える。

　もうひとつ考えてみてほしいことがある。ポップコーンを食べる際には、指を口に入れたときに病原体があなたの口から手に移動する可能性がある。口腔内では 500 ～ 700 種類もの細菌種が発見されている。そして、口腔内の細菌数は通常、きわめて膨大な数に及ぶ。米国疾病対策予防センター（CDC）によれば、感染症が拡散する際の主な感染源は口である。2004 年、スティーヴン・ハレルとジョン・モリナーリは、唾液によって拡散される感染症として 5 種類の感染症を同定した。2007 年には、日本の国立長寿医療研究センターの研究者らが、そのような細菌のなかにはわれわれの命を脅かす可能性のあるものが含まれることを見出した。健康な成人の大半は感染性病原体に晒されても耐えられるが、免疫システムの弱っている人がポップコーンをシェアすると、低レベルの汚染であってもかなりの疾患リスクを負う可能性がある。

　米国の ABC ニュースの報道特集番組『20/20』の企画として、

ニューヨークとロサンゼルスの映画館で無作為にサンプリングが行われたときも、座席とひじ掛けの汚染の程度はきわめて高く、多種多様な微生物のなかでもとくに糞便性細菌による汚染が顕著だった。この本をここまで読み進めてきた読者は、もはや驚かないだろう。この調査に関わった科学者のフィリップ・ティエルノは、「ポップコーンを食べるとき、私は右手では座席に触れません。ひじ掛けを使用するときも、手は宙に浮かせています。汚れ仕事は左手に任せて、右手で食べるのです」と言っていた。

　容器内のポップコーンからは他人の口腔内細菌も見つかるが、それ以外にも、ひじ掛け、手すり、座席のクッション、トイレの便器など、娯楽施設のあらゆる表面に触れるたびに手に微生物が付着し、ポップコーンに混入する可能性がある。地元の映画館では座席やひじ掛けをどれくらいの頻度で清掃しているか、ご存じだろうか。おそらく、十分な頻度では清掃されていないだろう。

　ポップコーンにまつわる悪い話はこれだけに留まらない。一般に「ポップコーン肺」と呼ばれる呼吸器系疾患がある。ポップコーンに風味を加えるために添加される化学物質を吸い込むことで発症する重篤な肺疾患だ。他の食品の場合も同じだが、ポップコーンを加熱すると、風味づけのために添加された化学物質は不安定な状態になり、揮発性を示すようになる。これは、平均的な消費者にとっては健康に何の脅威も及ぼさないが、たばこや葉巻の喫煙者にとってはリスクになる。ポップコーンなど、風味づけに添加物を使用する食品の製造現場、なかでもバター風味に含まれるジアセチルという化合物が扱われている製造現場の労働者に

ポップコーンを
食べないで

とって、この呼吸器系疾患は大きな懸念となっている。ジアセチルは、サワークリーム、バタークリーム、アルコール飲料などの発酵食品でも自然に生じる。

　次に映画館でポップコーンを食べるときには、きっと、微生物学者の言葉が頭をよぎることだろう。誰とシェアしようとしているのか、慎重に吟味してほしい。食の共有は親交を深めるという社交上の目的と密接に関連づけられているが、公共の場で微生物に汚染される可能性についてもしっかりと意識しておきたいものだ。さて、社交の場での行動と言えば、次章では、なぜこんなにも多くの人が「ディップソースの二度漬け」を目の敵にするのかについて、考えてみようと思う。

9 DIP CHIPS AND DOUBLE-DIPPING

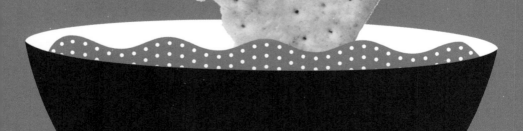

Chapter 9
ディップソースの二度漬け
ソースのなかに口を丸ごと突っ込むようなもの

　パート3の冒頭で紹介した料理家アルトン・ブラウンの言葉を覚えているだろうか。ブラウンは、ソースにディップして食べる行為を、「半径約90cm以内にある白いカーペットをソースで汚すための移送メカニズム」であると定義した。この定義は、チップスやクラッカーにからむソースの粘度や、ディップした人物の器用さやチップスの形に左右されるとはいえ、なかなかの名言である。

　想像してみてほしい。社交イベントで人々と交流するうちに、あなたはふと、ある人物が「ディップソースの二度漬け」をしているのを目撃する。つまり、チップスやクラッカーをソースにディップし、一部をかじったあとで、もう一度ソースにディップしたのだ。さて、それを見たあなたはどうする？　その場を離れ、その人物に対する評価を考え直す？　それとも、ちょっと肩をすくめるだけで、そのままそのソースを自分も使う？　「移送メカニズム」かどうかはさておき、ソースの二度漬けを不潔だと考える人は多い。もちろんなかには、二度漬けを危険視していない人や、食べかけのチップスをソースに何度もディップすることをまったく恥ずかしいと思っていない人もいる。

　だが、二度漬けが下品だろうと、不作法だろうと、無粋だろうと、

本当の問題は別にある。二度漬けすると、二度漬けした人物の口からソースへと細菌が移動するのではないか？　二度漬けされたあとのソースを使った人は、健康リスクに晒されるのではないか？　二度漬けした人物の口からソースへ移動する細菌の数はどれくらいだろうか？　汚染されたソースが次の誰かの口に入るときまで生き残る細菌の数は？

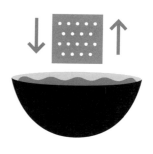

　これはきわめて重要な問題だ。「二度漬け（double-dipping）」の概念が世に広く浸透したのは、米国の人気コメディドラマ『となりのサインフェルド』シーズン4の「インプラント」と題されたエピソードのおかげでもある。問題の名シーンは、ジェイソン・アレクサンダーが演じるジョージが、恋人の親戚のお通夜に同席した際に、ビュッフェのテーブルの前でキーラン・マローニーが演じるティミーと交わした1分ほどの会話のシーンだ。まだ見ていない人は、YouTubeでも見ることができる。

　われわれは科学者として、「二度漬け」がティミーの言うように「ソースのなかに口を丸ごと突っ込むのに等しい行為」なのかどうかを、そして、二度漬けすることによって細菌がソースに移動するかどうかを、検証することにした。実験参加者は8人、ディップ回数は3回、使用する移送メカニズムはクラッカー1種類とし、3通りの実験を用意した。

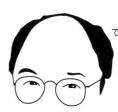

悪いね、ティミー。でも僕は、僕のやり方でディップさせてもらうよ。

　ディップの実験を行う前に、各参加者の口腔内の細菌数を推定する必要があった。幸いなことに、ヒトの口腔内細菌は見分けがつきやすい。体内の他の部分には存在しないからだ。既存の研究では、ヒトの

口腔内には 300 〜 1000 種類の細菌種が生息していると推定されている。だが、その数はどれぐらいだろうか?

　われわれは、参加者 8 人の口腔内細菌数を推定するために、滅菌水 20mL を口に含んで洗浄してもらい、その洗浄液を回収した。この口腔内洗浄液を培養し、細菌数を測定したところ、細菌数は 57 万 5000 〜 480 万個以上 /mL で、平均すると 100 万個 /mL を超えていた。よく見てほしい。これは洗浄液 1mL あたりの細菌数だ。口からペッと吐き出された細菌の数は、少なくともこの 20 倍にはなる。実際に口のなかで生息している細菌の数は、200 億個と推定されている。そう、口のなかは細菌でいっぱいなのだ。

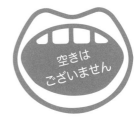

実験 9-1
二度漬けすると細菌移動量は増える?

材料と方法
　実験 9-1 では、かじられたクラッカーとかじられていないクラッカーをそれぞれ滅菌溶液にディップし、ディップ後に液中に含まれる細菌数を比較した。実験 9-1、9-2、9-3 のいずれの場合も、ディップ用クラッカーには減塩タイプの薄焼き小麦クラッカー (Wheat Thins、Nabisco 社製) を使用した。どの実験でも、かじられたクラッカーとかじられていないクラッカーを滅菌水に 3 秒間浸し、その後、クラッカーは廃棄した。また、クラッカーを扱うときは滅菌グローブを装着した手で扱い、かじられたクラッカーとかじられていないクラッカーの検証枚数は同数とした。
　二度漬けをシミュレーションするために、実験参加者は新しい

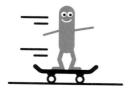

クラッカーをかじり、かじられたクラッカーを溶液20mLに浸し、その後、使用したクラッカーを廃棄した。これを3回繰り返した。この手順だと、同じ溶液に3回ディップすることになり、二度漬けではなく三度漬けのように思われるかもしれないが、われわれとしては、パーティ会場の環境を再現するつもりでこのように実験をデザインした。つまり、クラッカーを二度漬けして食べる参加者がクラッカーをたて続けに3枚食べた状況を再現したことになる。前述の『となりのサインフェルド』のジョージ・コスタンザも、ビュッフェテーブルの前で、二度漬けしながらクラッカーを2枚食べていた（真面目な話、1枚だけで満足できる人がいるだろうか？）。われわれは当初、細菌の移動数はそれほど多くはないものと予想していたため、「最悪のケース」のシナリオとして、6回ディップするシナリオも実験に含めていた。つまり、二度漬けの手順を3回繰り返す3回ディップの実験のほかに、二度漬けの手順を6回繰り返す6回ディップの実験も行って検証した。実験参加者全員が、かじられていない新しいクラッカーを用いて、同じ手順に従った。実験9-1、9-2、9-3のデータの解析には統計解析システム（SAS）を使用し、有意水準は5%とした。

実験9-1の結果：かじったクラッカーから移る細菌数

結果はティミーの言うとおりだった。クラッカーをかじってから滅菌水にディップした場合には相当な数の細菌が滅菌水へ移動していた。かじられていないクラッカー3枚をディップした場合に移動する細菌数は5個/mLのみであったのに対し、クラッカーをかじってから滅菌水にディップした場合の細菌数は1800個/mLを超えていた（図1）。また、かじられていないクラッカーを滅菌水に6回

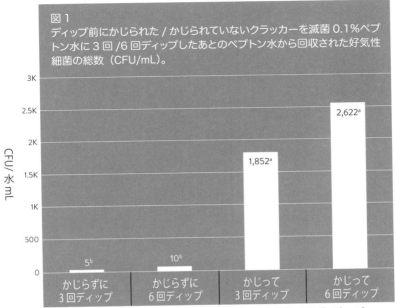

図1
ディップ前にかじられた / かじられていないクラッカーを滅菌 0.1%ペプトン水に 3 回 /6 回ディップしたあとのペプトン水から回収された好気性細菌の総数（CFU/mL）。

かじらずに 3 回ディップ =3 枚のクラッカーを、それぞれかじらずに 1 回ずつディップ。
かじらずに 6 回ディップ =6 枚のクラッカーを、それぞれかじらずに 1 回ずつディップ。
かじって 3 回ディップ =3 枚のクラッカーを、それぞれ 1 口かじってから 1 回ずつディップ。
かじって 6 回ディップ =6 枚のクラッカーを、それぞれ 1 口かじってから 1 回ずつディップ。
a、b：図中 a、b の文字は、異なる文字が付されているデータ間で有意水準 5％の有意差が認められることを示している。標準誤差 =0.1、n=16。
CFU/ 水 mL：クラッカーをディップした水 1mL あたりのコロニー形成単位。

ディップした場合の細菌移動数は 10 個 /mL 未満（0〜21 個）であったのに対し、かじられたクラッカーをディップする手順を 6 回繰り返した場合の細菌移動数は 2500 個 /mL を超えていた。結果は明らかだ。クラッカーをかじってから水にディップすると口腔内細菌が水へ移動することをはっきりと示すエビデンスが得られた。

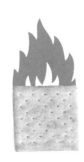

実験 9-2
ディップ液の酸性度による影響は？

材料と方法

　われわれは、ディップ用ソースの酸性度によって、ソースに混入した口腔内細菌が死滅するかどうかについても検証することにした。ソースの酸性度によって殺菌効果に違いが生じる可能性を調べるために、pH4、pH5、pH6 に調整した滅菌水にクラッカーをディップした場合の効果を評価した（pH7 は中性、pH7 未満は酸性、pH7 超はアルカリ性〔塩基性〕）。実験対象とする pH 値は、市販のサルサソース（pH4）、チョコレートソース（pH5.1）、チーズソース（pH6.1）の pH 値を測定し、その平均に基づいて決定した。

　かじられたクラッカーまたはかじられていないクラッカーをこれら3 通りの pH 値の溶液にディップしたあとすぐに、各 pH 値の溶液をサンプリングし、細菌数を調べた。また、パーティの環境を再現するために、クラッカーをディップしてから 2 時間後にも細菌数を測定し、二度漬け後に酸性状態に長時間曝露されることによって残存細菌数が減少するかどうかを調べた。

実験 9-2 の結果：油断は禁物

　実験 9-2 では、酸性度とディップ後の保持時間が細菌数に影響するかどうかを検証した。身の回りにあるさまざまな pH 値の食品と製品を図2 に示す。この実験でも、ディップ前にクラッカーをかじると口腔内細菌がディップ液に移動することを示した実験 9-1 の結果は裏づけられたが、それだけでなく、ディップ液の pH 値が低い（つまり酸性度が高い、pH4 〜 5）と、室温で 2 時間保持したあとに溶液から検出される細菌の数が減少することも明らかにされた（図3）。

しかし、油断は禁物である。細菌数は約1000〜4000個から約100〜2000細菌まで減少していて、大幅な減少のように思えるかもしれないが、二度漬けによって混入しうる有害な微生物を排除できたとは言いがたい。われわれのその後の調査から、実際のパーティ環境におかれたディップ料理では、ディップ用ソースのpH値による殺菌効果は実験結果よりも低いことが明らかになった。

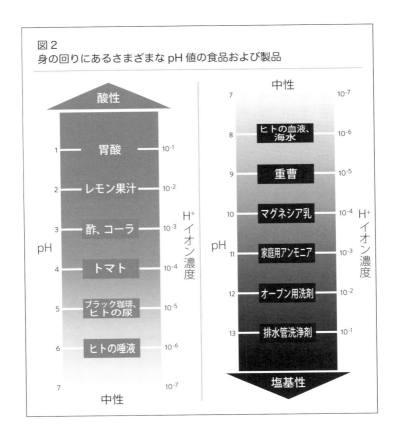

図2
身の回りにあるさまざまなpH値の食品および製品

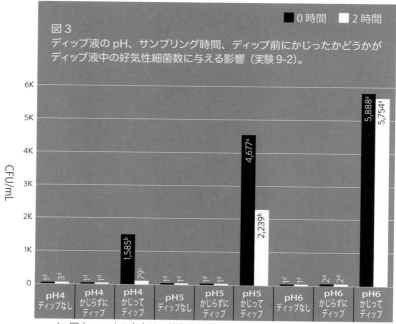

図3
ディップ液の pH、サンプリング時間、ディップ前にかじったかどうかが
ディップ液中の好気性細菌数に与える影響（実験 9-2）。

a〜d：図中 a〜d の文字は、異なる文字が付されているデータ間で有意水準 5%の
有意差が認められることを示している。n=18（9 人の参加者が実験を 2 回繰り返した
ため、各実験の測定回数は計 18 回）。標準誤差 =0.1。
ディップなし = クラッカーを溶液にディップしなかった。
かじらずにディップ = かじられていないクラッカーを溶液にディップした。
かじってディップ = かじられたクラッカーを溶液にディップした。
CFU/mL= ディップ液 1mL あたりのコロニー形成単位。
0 時間 = ディップ直後の 0 時間後にディップ液をサンプリングした。
2 時間 = ディップ後に室温で 2 時間保持してからディップ液をサンプリングした。

実験 9-3：決定的証拠

材料と方法

　3 つ目の実験では、3 種類の美味しいソースにディップした場合に
ついて検証を進めた。検証対象のソースは、人気の高さ、ソースの粘

度、二度漬けのされやすさで選んだ。pH4 のサルサソース（Tostitos ブランドの All Natural Tostitos Chunky Hot Salsa、Frito-Lay 社製）、pH5.1 のチョコレートソース（Genuine Chocolate Flavor Hershey's Syrup、Hershey 社製）、pH6.1 のチーズソース（Fritos Mild Cheddar Flavor Cheese Dip、Frito-Lay 社製）を用いた。

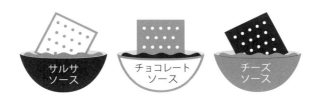

　実験9-1、9-2 と同じく、かじられたクラッカーとかじられていないクラッカーをディップし、ディップ後すぐと2時間後にディップソースをサンプリングした。6 人の実験参加者が各ソースにつき3回ずつ手順を繰り返した。

実験の詳細

　ディップソースの濃さがソースへの細菌移動に影響する可能性があるので、ブルックフィールド社の粘度計を用いて各ソースの粘度を測定した。粘度計は、液中に差し入れた回転スピンドルで粘度（液体の流れにくさ）を測定する装置である。粘度計のモーターによって設定速度でスピンドルを回転させ、回転に対する抵抗力を測定して粘度を算出する。

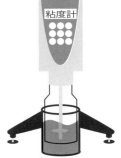

　ソースのクラッカーへの粘着度は、3回ディップしたあとのソースの減り具合（重量の減少）から推測した。ディップしたあとには、クラッカーをソース容器のうえ

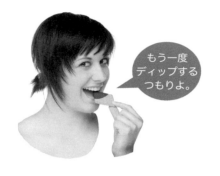

もう一度
ディップ
するつもりよ。

で5秒間保持して余分なソースが容器に垂れ落ちるのを待った。

　細菌数を測定する際には、正副2枚の培養皿にプレーティングを行った。そのうえで、ディップ前にかじったかどうか、pH値、保持時間、ソースの種類がソース中の細菌数に与える影響を調べた。統計解析には統計解析システム（SAS）を使用し、有意水準は5％とした。

実験9-3の結果：朗報もあり

　結論から言おう。ソースの二度漬けは「ソースのなかに口を丸ごと突っ込むのに等しい行為」だった。クラッカーをかじってからサルサソース、チョコレートソース、チーズソースに二度漬けした場合のソース1mLあたりの細菌数は、かじられていないクラッカーをディップした場合と比べて、100～1000細菌も多かった（図4）。この結果は、多くの人にとっては待望の科学的根拠となる。そして、ごく一部の人にとっては耳の痛い事実だと言えよう。

　まずは朗報から。かじられていないクラッカーをディップした場合、ソース中の細菌数に有意な増加はみられなかった。次に悪いニュースを。ディップ料理で人気の高いサルサソースにクラッカーを二度漬けした場合には、チョコレートソースやチーズソースの場合と比べて、ディップ直後のソース中の細菌数が格段に多かった。これは、粘度のより高いチョコレートソースやチーズソースとは異なり、サルサソースは粘度が低めなので、より多くのソースがクラッカーからソース容器へと垂れ落ちたからだと考えられる。ディップ液の粘度——より具体的には、クラッカーに対するディップ液の粘着度——と

ディップ液への細菌移動は、逆の関連を示した。言い換えれば、かじられたクラッカーからディップ容器へと垂れ落ちたディップ液の量が多いほど、ディップ液に混入する細菌の数は多くなった。そういう意味では、サルサソースは料理人アルトン・ブラウンのディップソースの定義には当てはまらない。容器に垂れてしまわずに、ディップ料理にくっついて半径約90cmの範囲内を移動できるソースでなければ、「白いカーペットをソースで汚す移送メカニズム」にはならないからだ。

他にも朗報がある。サルサソースの場合、ソースに混入した細菌

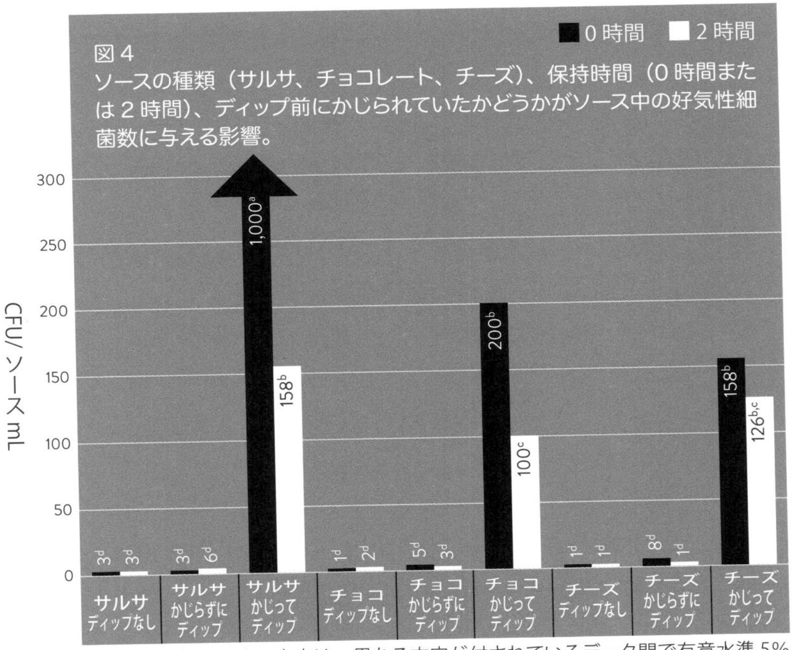

図4
ソースの種類（サルサ、チョコレート、チーズ）、保持時間（0時間または2時間）、ディップ前にかじられていたかどうかがソース中の好気性細菌数に与える影響。

a～d：図中a～dの文字は、異なる文字が付されているデータ間で有意水準5%の有意差が認められることを示している。n=12。標準誤差=0.1。
ディップなし＝クラッカーをソースにディップしなかった。
かじらずにディップ＝かじられていないクラッカーをソースにディップした。
かじってディップ＝かじられたクラッカーをソースにディップした。

の約90％が2時間後には死滅していたのだ。これは、サルサソースのpH値が低いおかげかもしれないし、あるいは何か他の抗微生物性特性が作用した可能性もあると推測された。ただ、残念なことに、それだけ死滅しても、2時間後のサルサソース中にはまだたくさんの細菌が残っていた。その数は、サルサソースよりも殺菌効果の低いチョコレートソースやチーズソースの場合と最終的には同じくらいになった。

ソースの二度漬けをやめさせようとする行為は、生理的に気持ち悪いからというだけではなく、病原性微生物が口のなかで生息しているかもしれないからであり、妥当性がある。現に、たった1人の個人から大規模集団へと病気が拡散する様子を予測する複雑な統計モデルも開発されている。ヒトは病気を宿し、咳、くしゃみ、握手、そしてソースの二度漬けを介して病気を拡散する。19世紀にも、症状のないまま菌を保有していた料理人のメアリー・マローンが多くの家庭で腸チフスを拡散し、「腸チフスのメアリー」という不名誉な呼び名で有名になった。ディップソースを共有する場合も、臨床症状のない保菌者がソースを介して病原体を他の人々に受け渡している可能性がある。口腔内の細菌は細菌同士がくっつき合った状態で口腔表面に接着し、動的な細菌コミュニティを形成していることが多い。

ディップソースはたいてい酸性度が高く（pH4.6未満）、大概の細菌は死滅するか増殖を阻害される。実際にわれわれの実験でも、pH

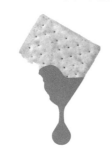

値の低いサルサソースで、2時間保持されるあいだに細菌数を抑制する効果がみられた。それでも二度漬けをしない場合に比べると細菌数ははるかに多かった。そもそも、細菌は生存し増殖するために、みずから環境を改変させることができるし、二度漬けによってソースの希釈と細菌の混入が繰り返されることで、ディップソースの安全性はますます損なわれていく。そのうえ、ディップソースにはタン

パク質や脂質などの食物成分が含まれており、それがpH緩衝液となって細菌などの微生物を保護する可能性もある。

　一方で、プロバイオティクス細菌（摂取すると体に良い働きをする共生細菌）も、酸性のチーズ系ソース中で生存でき、場合によっては増殖できることが明らかにされている。この知見については、パート3の冒頭部でも軽く触れ、「良い」細菌によって免疫システムが強化される場合もあるとお伝えした。

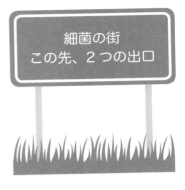

考えてみよう

　アメリカン・ガット・プロジェクト（AGP）をご存じだろうか？　一般市民からの寄附によって設立された民間の科学団体で、糞便サンプルを送ると、89ドルで腸内微生物のDNA配列を解析してもらえる。他に、米国国立衛生研究所（NIH）のヒト・マイクロバイオーム・プロジェクト、グローバル・ガッツプロジェクト、パーソナル・ゲノム・プロジェクトなどの研究グループもあなたの腸内微生物を調べてくれる。

　何が腸内微生物に影響し、腸内微生物が健康にどう影響するのかを研究する分野は急速に発展している。ヒトの腸内微生物に関する研究は、「サイコバイオティクス（精神生物学）」と呼ばれる新たな研究分野へと発展し、ヒトの腸内にいる微生物が脳に影響する仕組みが研究されている。にわかには信じられないかもしれないが、便の健康状態が良好なドナーから便移植を受ける治療法も存在する。この治療法は衝撃的だが、実際に、クロストリジウム・ディフィシル感染症の患者に対する標準治療となっている。というのも、この病原菌を抗菌薬で

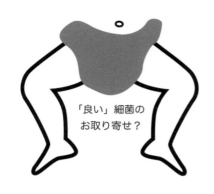

「良い」細菌の
お取り寄せ？

除去するのは不可能に近いからだ。

便移植の適応は通常、クロストリジウム・ディフィシル感染症に苦しむ患者に限られるが、ライム病患者だったローレン・ピーターセンという名の女性は、抗菌薬治療による慢性疲労と何年も闘ったすえに、自力でどうにかしようと大胆な行動に出た。かん腸キットを用いて健康なドナーからの便移植を自分で実施したのだ。彼女は完全に回復したように見えたし、本人も「自分は健康だ」と感じられるようになった。そして彼女は今、この分野の研究に携わっている。便移植の他にも、ヒトのマイクロバイオーム（腸内細菌叢）に関して、嘘のような本当の話で、できれば知りたくなかったと思われるかもしれない話がある——「プーパローニ（pooperoni）」をご存知だろうか。うんちを意味する「プープ（poop）」とスパイスを効かせたサラミの一種「ペパローニ（peperoni）」から名づけられた発酵ソーセージだ。スペインの研究者らが乳幼児の便から単離した3種類の「良い」細菌を経口摂取できるように、その細菌を使って発酵させた肉でソーセージを作ろう、という発想から生まれた。さて、糞便にまつわる話はほどほどにして、二度漬けに関する調査に話を戻そう。

尻から口に話を戻すにあたって思い出してもらいたいのは、ヒトの唾液が感染拡大経路になるという懸念はけっして新しい概念ではないということだ。歯科医の診療所や研究室は、患者や歯科従事者にとって細菌感染源になる。うがいをしたり、口をすすいだりする際に使用する水も、デンタルリンス用の送水管も、ヒトの唾液に由来する細菌に汚染されていることが調査によって示されている。唾液由来の微生

物による汚染の拡大は、あらゆる意味で、ヒトの
健康と食の安全性に対する脅威となりうる。

　二度漬けに関する研究からわかったもう1
つの興味深い事実は、ディップソースの濃さ
がクラッカーに付着するソースの量に影響
し、ひいては、クラッカーに付着して汚染さ
れたソースが容器に垂れ落ちる量を決定づけ
るということだ。結果を見ると、ディップソース

僕には
決められないよ

の粘度が二度漬け後に容器中に残る細菌に与える影響
のほうが、ソースのpH値による影響よりも大きかった。実験9-2で
は、ディップ液の粘度はどれも同じであったため、ディップ直後の
細菌数は、pH値の低いディップ液ほど少なかった。しかし、実験
9-3では、ディップソースの種類ごとに粘度も粘着度も異なるため、
ディップ直後の細菌数がpH値のもっとも低いソースで最多になっ
た。このように、ディップ液の物理的性質（粘度、粘着度）も、汚
染されたクラッカーからディップ液への細菌移動に大きく影響する。

　二度漬けが健康リスクになるかどうかについては、議論の余地が
ある。チップスやクラッカーの種類、伝染する微生物の数と種類、
二度漬けされる回数、ディップソースの種類、二度漬けした人物の
健康状態、汚染されたディップソースを食べた人物の健康状態など、
多くの要因に左右されるからだ。二度漬けする人物がいたら、どう
すればいいのだろうか。ディップ容器を共有せずに、使い捨ての紙
コップで1人分のディップソースを提供すべきだろうか？　あるい
は、ディップ後にソースが垂れ落ちないように、できるだけ濃いソー
スを用意するのもいいだろう。もちろん、これは提案にすぎない。わ
れわれは、パーティをやめさせたいわけではないのだ。

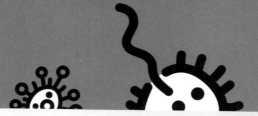
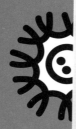

EPILOGUE

**Know the Risk,
and Enjoy Food & Drink !**

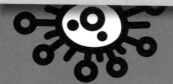
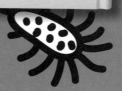

Epilogue
リスクを理解して、飲食を楽しもう！

　米国疾病対策予防センター（CDC）によれば、食中毒はたしかに問題になっている。われわれが見つけた最新情報によれば、米国では、食中毒による患者は年間4800万人、死亡者は年間3000人発生している。原因のわかっている食中毒事件（患者数が数百人に及ぶ場合もある）7998件のうち、3633件（45％）はウイルス、3613件（45％）は細菌、685件（5％）は化学物質および毒物、67件（1％）は寄生虫が原因だった。食中毒発生による年間費用は550億〜770億ドルと推定される。

　食品業界も連邦政府・州の規制当局も食中毒の流行を抑える方法を模索し続けているが、一般消費者も食品の汚染を回避するために対策を講じることができる。微生物の繁殖を抑えるコントロール手法は数多く確立されているが、一方で、リスクを完全に排除するためにすべての病原体と腐敗性微生物を破壊したり食品系から除去したりする方法はない。それに、公衆衛生の専門家によれば、食中毒の責任は家庭での誤った習慣にあるという。買い方、食材の運び方、保存方法、調理法、料理の出し方に重大な誤りがあるせいで、病原体が生存し増殖する。情報に通じた消費者——本書を読み終えた読者も含む——なら、食品業界や政府が導入しているのと同等の対策を世に広める手伝いができるはずだ。そのために、食品を安全に購入し、調理し、保存

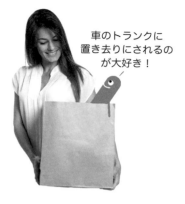

車のトランクに
置き去りにされるの
が大好き！

する方法について、さらに学んでほしい。重要なのは、食品の扱い方によってどのような食品安全性リスクが伴うのかを特定し、理解すること、そして、そのリスクを許容できるレベルまで低下させることだ。

食の安全性の問題には解決策があり、家庭での食中毒を予防するための一般的なルールを守れば、リスクを大幅に低下させることができる。その基本は、買い物から、調理、残り物の保存に至る各段階で、消費者本人が食の安全性について考えることにある。なお、ここで提供する情報は、『食の安全性：消費者の理解を深めるためのガイド（Food Safety: A Consumer's Guide to Understanding）』、米国食品医薬品局（FDA）とFDAのファイト・バク（Fight BAC）プログラム、食品安全応用栄養センター（CFSAN）など、複数の情報源に基づく。

CDCの研究者らは、大半の食中毒の発生にかかわる5つの習慣と行動を特定している。その5つとは、個人の衛生不良、不適切な調理、不適切な保存方法、器具の汚染、二次汚染である。

われわれはこの5つの習慣を、次にあげる8つの項目に落とし込んだ。

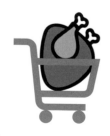

①購入：賢く買う

- 食品はまっすぐ家に持ち帰り、すぐに冷蔵庫に入れる。
- 消費期限日または品質保証期限日までに消費できないものは買わない。
- 腐りやすい食品は最後に購入し、まっすぐ家に持ち帰り、すぐに冷蔵庫に入れる。

②冷蔵・冷凍：すぐに冷やす

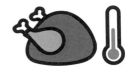

- 腐りやすい食品やそのまま食べる食品（食べる前に加熱しない食品）は冷蔵または冷凍し、食べ残しは購入後または調理後2時間以内に食べきる。冷蔵庫の温度は4℃以下、冷凍庫の温度はマイナス18℃以下に設定する。
- 2、3日以内に使いきれない生の牛肉、豚肉、鶏肉、魚介類はすぐに冷凍する。
- 生の肉、鶏肉、魚介類を冷凍するときは、浸出液がこぼれて他の食品に触れることのないように、トレイや容器に入れてから冷凍する。
- できれば包装を外してから保存する。すぐに調理する予定のない食材は、小分けしてから包装しなおし、冷蔵する。

③清潔：頻繁に手を洗い、表面を消毒する

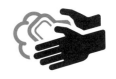

- 食品を扱う前と後に温水と石鹸で手を洗う。手洗い後は、使い捨てのペーパータオルか、食品や調理台に触れていない清潔な布タオルで手を拭くことを推奨する。トイレを使用したあと、おむつを交換したあと、ペットと遊んだあとには必ず手を洗う。CDCが推奨する手洗い手順は次のとおりである。

1. 濡らす：清潔な流水（温水または冷水）で手を濡らし、水を止め、石鹸を手に取る。
2. 泡立てる：石鹸を両手でこすって泡立て、手のひらだけでなく、手の甲、指の間、爪の隙間にも泡を行き渡らせる。
3. こする：20秒間以上、両手をこすり合わせる。タイマーが

なくても、「ハッピーバースデー」の歌を最初から最後まで
を鼻歌で2回歌えばよい。
4. すすぐ：清潔な流水で両手をすすぐ。
5. 乾かす：清潔なタオルで手を拭くか、ハンドドライヤーで
手を乾かす。

• 台所のタオルは洗濯機で頻繁に洗う。スポンジの使用は避ける、
もしくは殺菌のためにスポンジを毎日食洗器に入れる。
• まな板、皿、調理器具、調理台は、食材の調理が終わるたび
に、次の食材の調理をする前に温かな石鹸水で洗い、温水ですす
ぐ。保健の専門家は、温かな石鹸水で洗う前に、表面に付着した
大まかな汚れを温水で洗い流すことを推奨している。そのひと手
間のあとに温かな洗剤液で洗い、清潔な温水で洗剤を丁寧にすす
ぐ。消毒液の使用は家庭ではあまり一般的ではないが（自動食洗
器は除く）、商業的に食品を扱う現場では、食品が接触する表面
の清掃に消毒液を使用する。通常の清掃で表面の汚れや残留物を
取り除いたうえで、病原性微生物の数を安全なレベルまで減少さ
せるために、食品と接触する表面を化学薬品や熱湯（90℃強）
で消毒するのだ。消毒するといっても、完全に殺菌できるわけで
はない。なぜなら、一部の細菌の芽胞や数少ないながらもきわめ
て耐性の高い細菌細胞は生き残るからだ。使用される食洗器の種
類（手動なのか自動なのか）によって、調理器具の消毒（30秒
間浸す）に使用される熱水の推奨温度には77〜90℃と幅がある。

④分離：二次汚染を防ぐ
• 最初に野菜やサラダの材料を切り、次に生の牛肉、豚肉、鶏肉
を切る。新鮮な果物と野菜を流水で洗う。

- 生の牛肉、豚肉、鶏肉を切った後と、野菜やサラダの材料をスライスする前に、まな板、調理器具、調理台を温かい石鹸水で洗う。

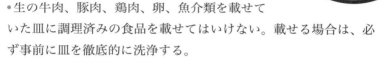

- そのまま食べられる食品は、生の牛肉、豚肉、鶏肉、卵、魚介類、およびそれらの浸出液に触れさせない。
- 生の牛肉、豚肉、鶏肉、卵、魚介類を載せていた皿に調理済みの食品を載せてはいけない。載せる場合は、必ず事前に皿を徹底的に洗浄する。
- 生の牛肉、豚肉、鶏肉の浸出液を吸い取る際は、使い捨てのタオルを使用し、スポンジは使用しない。

⑤調理温度

- 冷凍した食品を解凍するときは、調理台の上ではなく、冷蔵庫のなかか電子レンジで解凍する。食材をマリネするときは、冷蔵庫のなかで時間を置く。
- 牛肉、豚肉、鶏肉、鍋料理、その他の料理の調理中に内部温度を測定するときは、清潔な食肉用温度計を用いる（温度計を食材の中心部に挿入する。骨付き肉の場合は筋肉部の中心あたりに挿入し、筋肉部よりも熱伝導性の高い骨の近くには挿入しない）。
- 牛ひき肉や豚ひき肉を調理するときは、70℃以上まで加熱する。この温度で調理すれば、たいてい中心部まで火が通り、ピンク色の部分は残らない。ひき肉は、異なる部位や、場合によっては異なる動物の肉を挽いて混ぜ合わせたものなので、肉表面に細菌汚染があれば、ひき肉に混ぜ込まれることになる。鶏肉または七面鳥のひき肉を調理するときも、74℃以上まで加熱する。

- 牛肉、子牛肉、子羊肉をローストしたりステーキにしたりするときは、内部温度が63℃になるまで加熱したあと、3分間休ませる。すると、内部がほんのりピンク色に仕上がる。ポークチョップ、豚のロースト、リブを調理する場合も、63℃以上で加熱し、3分間休ませる。
- 鶏を丸ごと調理するときは、74℃以上まで加熱する。
- 魚を調理するときは、不透明になり、フォークで容易にほぐせるようになるまで加熱する。
- 卵を調理するときは、黄身と白身の両方が固まるまで加熱する（スクランブルエッグを作るときなど、調理前に黄身と白身を混ぜた場合はとくに）。殻付き卵のサルモネラ菌（殻付き卵が関与する食中毒でもっとも多くみられる細菌血清型）汚染率はきわめて低いので（推定で卵2万個に1個未満）、半熟両面焼きの目玉焼きに伴う食の安全性リスクは低いと言えるが、けっしてゼロではない。卵料理は71℃以上まで加熱する。低温殺菌された全卵液、黄身液、白身液の場合は、最終的な加熱温度がこれより低くても安全である。
- ソース、マリネ、スープ、グレイビーソースを再加熱するときは、ぐらぐらと煮立たせる。他の残り物料理や鍋料理は、74℃以上までじっくりと加熱する。
- 魚を調理するときは、63℃まで加熱する。甲殻類は中身の色が不透明になるまで加熱する。二枚貝、牡蠣、ムール貝は殻が開くまで加熱する。ホタテ貝は不透明な乳白色になって身が締まるまで加熱する。

⑥提供：料理を安全に提供する
- できあがった料理は、調理に使用していない清潔なお皿に載せ、

清潔なカトラリーを添えて食卓に出す。

- 腐りやすい食品は冷蔵庫の外に２時間以上放置しない。外気温にもよるが、食べ物をピクニックで屋外に置いたり、暑い車内に置いたりする場合、30分程度ならば安全な可能性がある。

⑦ 残り物：適切に扱う

- 残り物の量が多い場合は、冷蔵庫内で冷えやすいように、小分けして小さな浅い容器に入れる。
- 詰め物料理の詰め物は牛肉、豚肉、鶏肉から取り出し、別の容器に入れて冷蔵保存する。詰め物は肉に詰めて調理するのではなく、肉とは別で調理することを推奨する。
- 調理済みの食品や腐りやすい食品を長く冷蔵保存しすぎた場合（せいぜい２〜３日）には食べないほうがよい。見た目や臭いに異常がある場合は、まだ食べられるかどうかを確認するつもりで味見をしてはいけない。
- 疑わしい場合は捨てる。

⑧ 体調不良：食中毒性細菌が原因かもしれない場合は、そのことを誰かに知らせる

- 自分の体調について懸念や疑問があれば、医師に相談する。
- 下痢、嘔吐、腹痛、頭痛が３日以上続く場合は医師に報告すべきである。
- ほとんどの食中毒性微生物は、症状が出るまでに約１〜３日かかる。だが例外もある。ブドウ球菌属は経口摂取から１〜６時間以内に食中毒を引き起こす可能性がある。対照的に、リステリ

やあみんな、
そのキッシュで具合が
悪くなったのかも

ア菌の場合は摂取から 2 〜 21 日後にリステリア症を発症する可能性がある。食中毒を発症するかどうかは、その人物の全般的な健康状態、食品に付着していた細菌量、汚染食品を食べた量、病原体の病原性(感染性)などの要因に左右される。医師の診察を受ける際には、過去 1 週間もしくはそれ以上の期間に食べたものをすべて説明できるように準備しておく。

最後にもう一度
考えてみよう

　本書を最初から最後まで読んだ読者は、よほど暇を持て余しているか、そうでなければ細菌や、細菌と食の安全性との関連にかなり興味がある人にちがいない。いずれにしても、読者がこの本を楽しみながら多くを学んでくれたなら幸いである。われわれが取り上げたテーマは、食の安全性政策の最重要項目には入らないかもしれないが、ソースの二度漬けや映画館のポップコーンのような日常的な習慣のなかに潜む安全性リスクについて、読者に注意喚起できたものと考えている。この本から得た知識を今後ぜひ活用してもらいたい。安全と健康を確保したうえで、飲食を楽しもう。

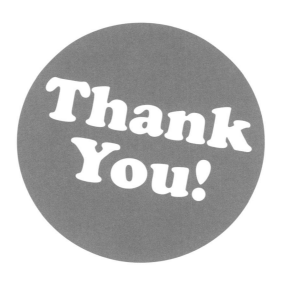

*「参考文献」は www.intershift.jp/kuchini.html よりダウンロードいただけます。

Acknowledgments
謝辞

ポール・ドーソンより

　本書を書くにあたっては、多くの人に助けられた。このように世間から注目される成果を出し、支えてくれた大勢の人々に感謝の気持ちを伝えられる機会はめったにないことだ。全員のお名前を連ねることはできないが、私の人生に関わってくれたすべての人に心より感謝申し上げる。他の誰よりも、私の人生最愛の人である妻ローズと、私が愛してやまない娘エリザベスに本書を捧げる。それから、私の大切な両親であるポーリーンとシェルドン、兄弟のシェリー、甥のジェイソンにも捧げたい。もちろん、共著者のブライアンも忘れてはいけない。40年近く前にひょんなことから私の指導教授になったブライアンとは、今では親しい友人となり、一緒に旅行したり走ったりする仲だ。本書の執筆に無理やり巻き込んでしまったが、受け入れてくれてありがとう。イニエ・ハンは私にとって特別な同僚であり、四半世紀にわたる献身的な働きと友情には感謝してもしきれない。ジム、ジョニー、ジュリーをはじめとするクレムソン大学の友人や同僚たちにもお礼を申し上げる。トム、スティーヴをはじめとするノースカロライナ州ロードスカラーの面々にもお世話になった。生涯の友であるモルガンの助言がなければ、本書の出版はありえなかった。本書を世に送り出してくれたファーリー、クィンをはじめとするノートン社の皆さんも素晴らしかった。ブライアン・C、きみの挿絵は最高だ。最後に、過去20年以上にわたる研究発表に貢献してくれた私の研究室の学生たちにも心より感謝している。

ブライアン・シェルドンより

　私の人生に多大な影響を与え、本書の執筆に際して直接間接を問わず貢献してくれた多くの人々に感謝する。なかでも、私のことを無条件に愛してくれるだけでなく、結婚して以来絶えずそばにいて励まし支えてくれている妻イヴォンナ（ボニー）にこの本を捧げる。自身も微生物学者であるボニーは、厳しい目で私の原稿を評価し、全体の質を向上させてくれた。また、今の私があるのは、多感な年頃を通して私を育み、強い職業倫理と成功願望を教え込んでくれた両親のおかげだ。長年教えたり指導したりしてきた大学および大学院の学生たちは、教師として、科学者として、そして何よりも重要なことに1人の人間としての私の成長の礎となってくれた。それから、親しい友人であり共著者であるドーソン博士がいなかったら、この本の出版は遠い夢のまま終わっていたことだろう。研究室での実験を通して学部生に刺激を与え、科学的探求に参加してもらうという目的で始めた活動だったが、やがてその内容は世間の関心を集め、最終的に本書を出版するに至った。最後に、わが主イエス・キリストに心からの親愛の情と感謝の念を表す。

解説

　私たちはすでにコロナ禍で感染の恐ろしさをよく知っている。だが、日々の暮らしのなかで、細菌・ウイルスなど微生物の感染による健康リスクがどれほどなのかはまださほど知られていない。

　たとえば、床に落とした食べ物でもすぐ拾って口に入れれば安全なのか？　レストランでメニュー表を持ちながら料理を選んでいるとき、そこに細菌はどれほどついている？　ドリンクに入れる氷やレモンが汚染されているリスクは？……などなど。本書は口に入れる食べ物や、感染の媒介となる汚れた手、食スタイル、周囲の環境に至るまで、私たちの日常生活に潜むさまざまなリスクを教えてくれる。

　注目したいのは、著者たち自身が実験により、具体的な数値によってリスクを明確にしていることだ。床に落とした食べ物を拾って口に入れた場合でも、落ちていた時間（5秒、30秒、60秒）、床の材質（タイル、木、カーペット）によって、どれほど細菌のついている数が違うのか——明確な数字・グラフによって示される（なお、この実験で用いられたのは、多くの食中毒の原因となるサルモネラ属菌だ）。

　こうした実験によって、思いがけないリスクが次々と明かされる。本書を読んだ後は、食べ物をひとつの皿からシェアしたり、映画館で友人が食べているポップコーンに手を伸ばす気も失せてしまうかも知れない。それに、ディップソースを二度漬けするのは、「ソースのなかに口を丸ごと突っ込むようなもの」だと知ったら……

　誕生日会でバースデーケーキのロウソクを吹き消す習慣——これもかなりアブナイ。誰かがバースデーケーキのロウソクを吹き消したとき、そのケーキには息と一緒に細菌やウイルス粒子が吹きかけられていて、それをみんなで食べることになる。ロウソクを吹き消したときにケーキの表面に吹きつけられる細菌の量はどれほどか？　実験によれば、もっとも乱暴な吹き消し方をされたサンプルからは、対照サンプル（ロウソクの吹き消しなし）のなんと1万2000％増！の細菌が

回収された。新型コロナウイルス（COVID-19）でも注目されたバイオエアロゾル（大気中に浮遊する微生物や花粉などの有機物粒子）による感染リスクを明かす結果である。

　身近な環境における微生物の生命力についても、本書は多くの事実を教えてくれる。温度やpH値（酸性・アルカリ性）、材質、時間や距離などによる微生物の生存・移動能力の違いなど、興味深いデータが満載だ。読者は小さな微生物の逞しい力、驚きの生態を知るだろう。
　こうした微生物による食中毒などのリスクを減らすやり方も、「エピローグ」で丁寧に紹介されている。一方で、手指の除菌にアルコール消毒液を使っても、量が多くないとさほど効かないこと。また、「99.9％」抗菌などと謳っている商品でも、その数字が何を意味しているのか知ることが大切であること……などにも気づかせてくれる。

　本書の面白さはユーモアあふれるイラストとともに、微生物による健康リスクを検証していることにある。と同時に、科学者がこうしたリスクをどのような実験によって調べるのかという「現場」がわかるのも大きな魅力だ。手っ取り早く成果だけを知りたいなら、「実験の結果」という項目を読めばいい。だが、それではせっかくの科学する「どきどき感」や意義を見逃してしまう。厄介な微生物を相手に、実験の手順や道具にこだわり、いかに科学的な成果を導くか──そんな作業プロセスに、探偵が事の真相を解き明かしていくようなスリルを味わえるだろう。
　もっとも、実際の暮らしの環境は実験室とは異なる。いっそう複雑でさまざまな要素が絡んでいるからだ。とはいえ、科学データとして示された成果は、私たちが日頃どんなことに気をつけるべきかの頼りがいのある指標となるだろう。
　病気をもたらす多くの細菌・ウイルスは、いまこのときも私たちの身近に生息している。本書でも指摘されるように、「油断は禁物」なのだ。

本書出版プロデューサー　真柴隆弘

著者

ポール・ドーソン　Paul Dawson

クレムソン大学教授。食品科学博士。食品化学・食品レオロジー・食品安全などの科目を担当。世界食品物流機構（WFLO）の科学諮問委員も務める。ニューヨーク・タイムズ、ワシントン・ポスト、ウォール・ストリート・ジャーナルなど多数メディアに寄稿。

ブライアン・シェルドン　Brian Sheldon

ノースカロライナ州立大学の食品微生物学名誉教授。食品科学・技術博士。「食の安心・安全のための全米連合」の微生物介入戦略センター元所長。微生物による感染の研究などを多くの学術誌に発表。

訳者

久保 尚子（くぼ なおこ）

翻訳家。京都大学理学部（化学）卒業。同大学院理学研究科（分子生物学）修了。訳書にダニエル・M・デイヴィス『美しき免疫の力』、キャシー・オニール『あなたを支配し、社会を破壊する、AI・ビッグデータの罠』、スティーヴ・ロー『データサイエンティストが創る未来』など。

DID YOU JUST EAT THAT?
by Paul Dawson and Brian Sheldon
Copyright ⓒ 2019 by Paul Dawson and Brian Sheldon
All rights reserved
Japanese translation rights arranged with W. W. Norton & Company, Inc.
through Japan UNI Agency, Inc., Tokyo.

口に入れるな、感染する！
危ない微生物による健康リスクを科学が明かす

2021 年 9 月 25 日　　第 1 刷発行

著　者　　ポール・ドーソン、ブライアン・シェルドン
訳　者　　久保 尚子
発行者　　宮野尾 充晴
発　行　　株式会社 インターシフト
　　　　　〒 156-0042　東京都世田谷区羽根木 1-19-6
　　　　　電話 03-3325-8637　FAX 03-3325-8307
　　　　　www.intershift.jp/
発　売　　合同出版 株式会社
　　　　　〒 184-0001　東京都小金井市関野町 1-6-10
　　　　　電話 042-401-2930　FAX 042-401-2931
　　　　　www.godo-shuppan.co.jp/

印刷・製本　モリモト印刷
装丁　織沢 綾（本文の画像、カバー画像の一部は原著版を使用）
カバー・オビ イラスト：Inspiring, iadams ⓒ (Shutterstock.com)

Japanese translation copyright ⓒ 2021 INTERSHIFT Inc.
定価はカバーに表示してあります。
Printed in Japan　ISBN 978-4-7726-9573-2　C0040　NDC400　200x148

心を操る寄生生物　感情から文化・社会まで
キャスリン・マコーリフ　西田美緒子訳　2300 円＋税
—— 細菌・ウイルス・寄生虫などは、いかに脳や行動を操っているのか？　★養老孟司・池田清彦・松岡正剛さん、絶賛！　書評多数！

女性ホルモンは賢い　感情・行動・愛・選択を導く「隠れた知性」
マーティー・ヘイゼルトン　西田美緒子訳　2300 円＋税
—— ホルモンの「隠れた知性」はいかに女性を導くか？　女性ホルモン研究の第一人者が、女性の複雑な感情・行動の要因を明かす。

男たちよ、ウエストが気になり始めたら、進化論に訊け！
リチャード・ブリビエスカス　寺町朋子訳　2200 円＋税
—— 男の健康と老化は、女とどう違うのか。男性ホルモンはいかに生涯、影響を及ぼすか。　★竹内薫・吉川浩満・出口治明さん、絶賛！

眠っているとき、脳では凄いことが起きている
ペネロペ・ルイス　西田美緒子訳　2100 円＋税
—— 睡眠中でも、脳は猛烈に働いている。眠りと夢と記憶の秘密を解き明かし、「脳を活かす眠り」へと案内する。★『Nature』絶賛！

Liquid 液体　この素晴らしく、不思議で、危ないもの
マーク・ミーオドヴニク　松井信彦訳　2200 円＋税
—— 液体をめぐる人類の発見とイノベーションの物語。全米ベストセラー＆年間ベストブック多数の『人類を変えた素晴らしき 10 の材料』、待望の続刊！　★ビル・ゲイツ・左巻健男・吉川浩満・佐藤健太郎さん、推薦！

合成テクノロジーが世界をつくり変える
生命・物質・地球の未来と人類の選択

クリストファー・プレストン　松井信彦訳　2300円＋税

―― 人類は神になるのか？ 遺伝子・原子・生命・種や生態系・気候……万物をつくり変える最先端技術はどこへ向かうのか。
　★篠原雅武・栗原裕一郎・森山和道さん、推薦！

WAYFINDING　道を見つける力
人類はナビゲーションで進化した

M・R・オコナー　梅田智世訳　2700円＋税

――GPSによって人類はなにを失うか？　脳のなかの時空間から、言語・物語の起源まで。人類進化の根源へと至る探究の旅へ！
　★山本貴光・岡本裕一朗・角幡唯介さん、推薦！

動物たちのすごいワザを物理で解く
花の電場をとらえるハチから、しっぽが秘密兵器のリスまで

マティン・ドラーニ＆リズ・カローガー　吉田三知世訳　2300円＋税

―― 動物たちの超能力のようなワザの秘密を、物理の最新研究が解き明かす。★ポピュラーサイエンスの殿堂に加えるべき名著だ〜『ポピュラーサイエンス』誌

宇宙の果てまで離れていても、つながっている
量子の非局所性から「空間のない最新宇宙像」へ

ジョージ・マッサー　吉田三知世訳　2300円＋税

―― この世界の根源に「空間」は存在せず、宇宙の果てまで離れていても互いにつながっている。量子宇宙論の国際的リーダーたちに取材し、まったく新たな宇宙論へと招待する。★年間ベストブック多数！　★ノーベル物理学賞F・ウィルチェック（MIT教授）激賞！

たいへんな生きもの　問題を解決するとてつもない進化
マット・サイモン　松井信彦訳　1800円＋税

—— 生きることは問題だらけだ。だが、進化はとてつもない解決策を生み出す！　イラスト満載、奇想天外な進化博覧会へようこそ！

　★全米図書館協会「アレックス賞」受賞！

人類の意識を変えた20世紀
アインシュタインからスーパーマリオ、ポストモダンまで
ジョージ・マッサー　梶山あゆみ訳　2250円＋税

—— 20世紀の「大変動」を経て、人類はどこへ向かうのか？　文化・アート・科学を横断し、新たな希望を見出す冒険が始まる！

　★松岡正剛・瀬名秀明・吉川浩満さん、称賛！

わたしは哺乳類です　母乳から知能まで、進化の鍵はなにか
リアム・ドリュー　梅田智世訳　2600円＋税

—— 哺乳類はどこから来て、どのようにわれわれの姿になったのか？
進化の謎を解く、最新研究を満載した＜決定版・哺乳類入門＞！

　★竹内薫・瀬名秀明・浦島匡・平山瑞穂さん、絶賛！

美味しい進化　食べ物と人類はどう進化してきたか
ジョナサン・シルバータウン　熊井ひろ美訳　2400円＋税

—— 食べ物と人類はいかに進化してきたのか。食べ物が人類を変え、人類が食べ物を変えた壮大な物語。★驚嘆すべき素晴らしい読み物〜『Nature』　★川端裕人・竹内薫・池内了さん、絶賛！

ゾンビの科学　よみがえりとマインドコントロールの探究
フランク・スウェイン　西田美緒子訳　1900円＋税

——〈生と死〉〈自己と他者〉の境界を超える脳科学、心と行動の操作、医療、感染と寄生……を探究。眠れなくなるような真実。

　★「実は、われわれはゾンビなのだ」〜『ワシントンポスト』